儿童生长发育大百科
（婴幼篇）

周文浩 主编

U0278076

中国人口出版社
China Population Publishing House
全国百佳出版单位

图书在版编目（CIP）数据

儿童生长发育大百科．婴幼篇／周文浩主编．-- 北京：中国人口出版社，2023.3

ISBN 978-7-5101-8117-7

Ⅰ．①儿…　Ⅱ．①周…　Ⅲ．①婴幼儿－生长发育　Ⅳ．① R179

中国版本图书馆 CIP 数据核字（2021）第 235581 号

儿童生长发育大百科（婴幼篇）
ERTONG SHENGZHANG FAYU DABAIKE（YINGYOUPIAN）

周文浩　主编

责 任 编 辑	江　舒
策 划 编 辑	江　舒
装 帧 设 计	华兴嘉誉
责 任 印 制	林　鑫　王艳如
出 版 发 行	中国人口出版社
印　　　刷	北京柏力行彩印有限公司
开　　　本	880毫米 × 1230毫米　1/32
印　　　张	7.75
字　　　数	185 千字
版　　　次	2023 年 3 月第 1 版
印　　　次	2023 年 3 月第 1 次印刷
书　　　号	ISBN 978-7-5101-8117-7
定　　　价	49.80 元

电 子 信 箱	rkcbs@126.com
总编室电话	（010）83519392
发行部电话	（010）83510481
传　　　真	（010）83538190
地　　　址	北京市西城区广安门南街 80 号中加大厦
邮 政 编 码	100054

编 委 会

前言

Preface

　　婴幼儿时期是儿童生长发育的关键时期。这一时期的孩子具有生长发育迅速、疾病抵抗能力较弱、营养需求较高等特点，不合理的生活习惯和喂养方法会直接影响孩子的生长发育，导致孩子生病甚至死亡。

　　本书内容分为四部分：在"查一查"中，读者可查阅这一时期孩子的生理特点、发育特点、营养需求、照护常识以及预防接种知识等；在"学一学"中，读者可以学到婴幼儿的科学养育与日常照护知识；"要警惕"，主要介绍婴幼儿疾病与发育异常等相关知识；"不焦虑"，针对各种让家长感到焦虑的育儿问题进行了科学而实用的讲解。

　　希望本书对家长朋友们有实质性的帮助，并欢迎读者对内容的不到之处进行批评指正，帮助我们在"一切为了孩子"的道路上不断前进！

周文浩

2023 年 1 月

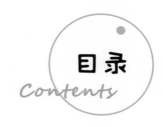

目录
Contents

•• 第2篇　学一学 ••

•• 第3篇　需警惕 ••

●● 第4篇　不焦虑 ●●

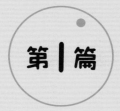

第1篇

查一查

足月儿的体格发育

体重、身长、头围是宝宝常用的体格发育指标，主要反映了宝宝的营养状况和生长发育状况。了解宝宝的体格发育情况，可以帮助爸爸妈妈科学喂养，早期发现异常并及时进行干预。

体重主要反映了宝宝的营养状况。宝宝出生后第一周由于摄入不足、水分丧失、胎便排出，会发生生理性体重下降，体重下降一般不超过出生体重的 7% ～ 8%，生后 7 ～ 10 天可以恢复到出生时的体重。0 ～ 1 岁是宝宝第一个生长高峰。正常的足月宝宝出生后 1 ～ 3 个月，体重平均每月增长 800 ～ 1200 克；出生后 4 ～ 6 个月，体重平均每月增长 500 ～ 600 克；出生后 7 ～ 9 个月，体重平均每月增长 250 ～ 300 克；出生后 10 ～ 12 个月，体重平均每月增长 200 ～ 250 克。一周岁时宝宝的体重约等于出生时体重的 3 倍。生后第二年体重增加 2 ～ 2.5 千克，平均每月增长约 200 克。两周岁至青春期前体重增长减慢，每年增长约 2 千克。0 ～ 3 岁正常儿童体重参考标准见表 1-1 和表 1-2。

我们再说说身长。宝宝出生时的平均身长为 50 厘米，出生后 1 ～ 3 个月平均每月增长 4 厘米；出生后 4 ～ 6 个月平均每月增长 2 厘米；出生后 7 ～ 12 个月平均每月增长 1 厘米。一周岁时宝宝的身长可达 75 厘米。出生后第二年宝宝的身长增长速度减慢，平均增长 11 ～ 12 厘米，两周岁时身长约 87 厘米。两周岁至青春期前平均每年增长 7 厘米。0 ～ 3 岁正常儿童身长参考标准见表 1-1 和表 1-2。

宝宝的头围也很重要，它反映脑和颅骨的发育程度。宝宝出生时头围平均约为 34 厘米，1～6 个月头围增长 9 厘米，7～12 个月头围增长 3 厘米，一周岁时宝宝头围平均约为 46 厘米，两周岁时约为 48 厘米。大脑发育不良时头围常偏小，头围过大则应注意有无脑积水。0～3 岁正常儿童头围参考标准见表 1-1 和表 1-2。

表 1-1 0～3 岁正常男童体重、身长、头围参考标准

月龄（月）	体重（千克）			身长（厘米）			头围（厘米）		
	下限值	平均值	上限值	下限值	平均值	上限值	下限值	平均值	上限值
0	2.62	3.32	4.12	47.10	50.40	53.80	32.30	34.50	36.70
1	3.58	4.51	5.60	51.00	54.80	58.80	34.60	36.90	39.30
2	4.53	5.68	7.05	54.60	58.70	63.00	36.60	38.90	41.40
3	5.37	6.70	8.29	57.70	62.00	66.30	38.10	40.50	43.00
4	5.99	7.45	9.20	60.30	64.60	69.00	39.30	41.70	44.30
5	6.45	8.00	9.86	62.40	66.70	71.20	40.40	42.70	45.30
6	6.80	8.41	10.37	64.00	68.40	73.00	41.20	43.60	46.10
7	7.09	8.76	10.79	65.30	69.80	74.50	41.80	44.20	46.80
8	7.33	9.05	11.15	66.60	71.20	76.00	42.40	44.80	47.30
9	7.56	9.33	11.49	67.90	72.60	77.50	42.90	45.30	47.80
10	7.77	9.58	11.80	69.20	74.00	79.00	43.30	45.70	48.30
11	7.98	9.83	12.10	70.40	75.30	80.40	43.70	46.10	48.60
12	8.16	10.05	12.37	71.50	76.50	81.80	43.90	46.10	48.90
13	8.34	10.27	12.64	72.50	77.70	83.10	44.20	46.60	49.20
14	8.52	10.48	12.90	73.50	78.80	84.30	44.40	46.80	49.40

续表

月龄（月）	体重（千克）			身长（厘米）			头围（厘米）		
	下限值	平均值	上限值	下限值	平均值	上限值	下限值	平均值	上限值
15	8.68	10.68	13.15	74.40	79.80	85.40	44.60	47.00	49.60
16	8.85	10.88	13.39	75.30	80.80	86.60	44.80	47.20	49.70
17	9.02	11.09	13.65	76.10	81.80	87.60	45.00	47.40	49.90
18	9.19	11.29	13.90	76.90	82.70	88.70	45.10	47.60	50.10
19	9.36	11.50	14.16	77.70	83.60	89.80	45.30	47.70	50.20
20	9.54	11.72	14.43	78.60	84.60	90.90	45.50	47.90	50.40
21	9.71	11.93	14.70	79.50	85.60	92.00	45.60	48.00	50.50
22	9.89	12.14	14.96	80.40	86.60	93.20	45.80	48.20	50.70
23	10.06	12.35	15.22	81.20	87.60	94.30	45.90	48.30	50.80
24	10.22	12.54	15.46	82.10	88.50	95.30	46.00	48.40	50.90
25	10.37	12.73	15.70	82.80	89.40	96.30	46.10	48.60	51.10
26	10.53	12.92	15.93	83.60	90.30	97.30	46.20	48.70	51.20
27	10.68	13.11	16.17	84.30	91.10	98.20	46.40	48.80	51.30
28	10.82	13.28	16.39	85.00	91.90	99.00	46.50	48.90	51.40
29	10.97	13.46	16.61	85.70	92.60	99.80	46.60	49.00	51.50
30	11.11	13.64	16.83	86.40	93.30	100.50	46.70	49.10	51.60
31	11.25	13.81	17.05	87.10	94.00	101.30	46.70	49.20	51.60
32	11.39	13.98	17.27	87.70	94.70	102.00	46.80	49.20	51.70
33	11.53	14.15	17.48	88.40	95.40	102.70	46.90	49.30	51.80
34	11.67	14.32	17.70	89.10	96.10	103.40	47.00	49.40	51.90
35	11.81	14.49	17.91	89.70	96.80	104.10	47.10	49.50	52.00
36	11.94	14.65	18.12	90.40	97.50	104.80	47.10	49.60	52.00

表1-2　0～3岁正常女童体重、身长、头围参考标准

月龄（月）	体重（千克）			身长（厘米）			头围（厘米）		
	下限值	平均值	上限值	下限值	平均值	上限值	下限值	平均值	上限值
0	2.57	3.21	4.04	46.60	49.70	53.00	31.80	34.00	36.20
1	3.38	4.20	5.27	50.00	53.70	57.50	33.90	36.20	38.50
2	4.21	5.21	6.51	53.40	57.40	61.60	35.80	38.00	40.40
3	4.96	6.13	7.62	56.50	60.60	64.90	37.20	39.50	41.90
4	5.55	6.83	8.47	59.10	63.10	67.40	38.40	40.70	43.10
5	6.00	7.36	9.10	61.00	65.20	69.50	39.40	41.60	44.10
6	6.34	7.77	9.59	62.50	66.80	71.20	40.20	42.40	44.90
7	6.63	8.11	10.01	63.80	68.20	72.80	40.80	43.10	45.60
8	6.88	8.41	10.37	65.10	69.60	74.30	41.30	43.60	46.10
9	7.11	8.69	10.71	66.40	71.00	75.90	41.80	44.10	46.60
10	7.32	8.94	11.01	67.60	72.40	77.40	42.20	44.50	47.00
11	7.52	9.18	11.30	68.90	73.70	78.80	42.60	44.90	47.40
12	7.70	9.40	11.57	70.00	75.00	80.20	42.80	45.10	47.70
13	7.88	9.61	11.83	71.10	76.20	81.50	43.10	45.40	47.90
14	8.05	9.82	12.08	72.20	77.30	82.70	43.30	45.60	48.20
15	8.22	10.02	12.33	73.20	78.50	84.00	43.50	45.80	48.40
16	8.39	10.23	12.59	74.20	79.50	85.10	43.70	46.00	48.60
17	8.56	10.44	12.85	75.10	80.50	86.30	43.90	46.20	48.80
18	8.73	10.65	13.11	76.00	81.50	87.40	44.10	46.40	48.90
19	8.91	10.86	13.37	76.80	82.50	88.40	44.20	46.60	49.10
20	9.08	11.08	13.65	77.70	83.40	89.50	44.40	46.70	49.30

续表

月龄（月）	体重（千克）			身长（厘米）			头围（厘米）		
	下限值	平均值	上限值	下限值	平均值	上限值	下限值	平均值	上限值
21	9.26	11.30	13.93	78.50	84.40	90.70	44.60	46.90	49.40
22	9.43	11.52	14.20	79.30	85.40	91.80	44.70	47.10	49.60
23	9.60	11.72	14.46	80.10	86.30	92.90	44.80	47.20	49.70
24	9.76	11.92	14.71	80.90	87.20	93.90	45.00	47.30	49.80
25	9.91	12.11	14.96	81.70	88.10	94.90	45.10	47.40	49.90
26	10.06	12.31	15.21	82.40	89.00	95.90	45.20	47.50	50.10
27	10.21	12.50	15.45	83.10	89.80	96.80	45.30	47.70	50.20
28	10.36	12.68	15.69	83.80	90.60	97.70	45.40	47.80	50.30
29	10.50	12.86	15.93	84.50	91.30	98.50	45.50	47.90	50.40
30	10.65	13.05	16.16	85.20	92.10	99.30	45.60	48.00	50.50
31	10.79	13.23	16.40	85.90	92.80	100.10	45.70	48.10	50.60
32	10.94	13.41	16.63	86.60	93.50	100.80	45.80	48.20	50.70
33	11.08	13.59	16.87	87.30	94.30	101.60	45.90	48.30	50.80
34	11.22	13.77	17.10	88.00	94.90	102.20	46.00	48.40	50.90
35	11.36	13.95	17.33	88.70	95.60	102.90	46.10	48.50	51.00
36	11.50	14.13	17.55	89.30	96.30	103.60	46.20	48.50	51.00

2 早产儿的体格发育

　　Fenton 生长曲线是医学专家在 2013 年根据胎儿在子宫内生长规律制定的早产儿生长曲线图，也是我国近年来医院通用的，用来监测早产儿生长发育状况的一个常用标准曲线。Fenton 生长曲线反映了胎龄 22 ～ 50 周（矫正胎龄足月后 10 周）的胎儿及新生儿体重、身长、头围等体格指标的变化，可用于早产儿生长发育状况的监测与评估（见图 1-1 和图 1-2）。

　　因为男孩和女孩生长的速率不同评价标准不同，Fenton 生长曲线分男孩和女孩两种曲线，分别用于评价男宝宝和女宝宝的发育情况。每张曲线图包含三大板块，分别是身长、头围和体重曲线，用于分别评价身长、头围、体重发育情况。每个曲线图内含 5 条曲线，分别代表第 3、第 10、第 50、第 90、第 97 百分位。

　　假如你的宝宝体重、身长分别都处于第 50 百分位，代表处于平均水平，说明他长得还不错。如果他的体重和身长都在第 10 百分位，提示在 100 个矫正胎龄相同的早产宝宝中他仅处于倒数第 10 位，有90 个宝宝的体重和身长都超过了他，宝宝发育得不太好。

　　Fenton 生长曲线根据宝宝胎龄、体重、身长、头围等数据计算宝宝当下的生长状况处于同龄儿的什么水平，使医生和家长做到心中有数，根据宝宝发育水平决定喂养方法。

　　家长除了重视宝宝的体重增长外，对身长和头围的发育、身

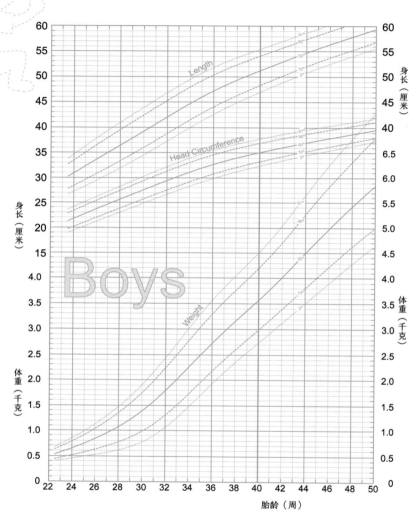

图1-1　Fenton——早产儿生长曲线——男孩

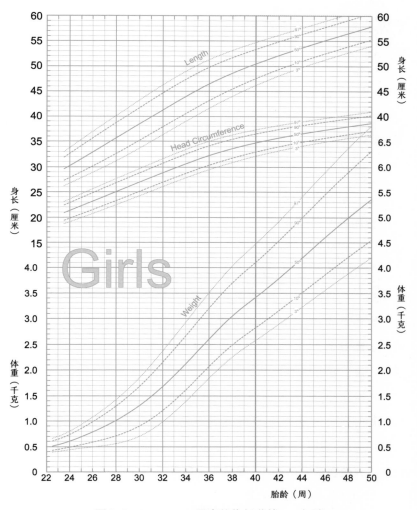

图1-2　Fenton——早产儿生长曲线——女孩

长与体重增长是否均衡也应重视。头围的增长与神经系统发育有密切关系，如果头围增长过慢可能存在颅脑发育异常，应及时就医。

③ 宝宝的感知觉是如何发育的

感觉是对事物个别属性的反应；知觉发生于感觉基础上，是对物体整体属性的综合反应。感知觉是宝宝认知活动的开端和基础，对宝宝的早期发展至关重要。

婴儿出生时有 5 个主要感觉，分别是视觉、听觉、嗅觉、味觉和触觉，它们在宝宝出生时就已有不同程度的发展。宝宝出生时视觉发育还不成熟，眼外肌调节能力差，视力大约为 0.05。新生儿期的宝宝能对光亮和黑暗做出反应，能够追踪移动的目标，对人脸特别感兴趣，最佳注视距离为 20 ～ 30 厘米。随着宝宝眼外肌调节机制的逐渐完善，3 ～ 4 个月时宝宝已经可以看清眼前和室内的人和物，12 个月时宝宝的视觉调节能力基本完成。随着宝宝年龄的增长，视力发育逐渐完善（见表 1-3）。视觉发育里程碑提示宝宝不同年龄阶段应达到的视觉发育水平（见表 1-4 和表 1-5）。

听觉系统的正常发育是人类感知觉发育的重要组成部分，也是正常听力产生的基础，正常的听力则是新生儿听觉感受和语言学习的前提。宝宝在有了听觉之后，就会不停地听，只要落在他的听觉范围内，便收入耳内产生听觉，传入大脑，留下痕迹，一直到入睡

表1-3 0 ～ 3 岁宝宝视力发育参考值

年龄	视力
5 月龄	4.0（0.1）
6 月龄	4.3（0.2）
1 岁	4.5（0.3）
2 岁	4.6 ～ 4.7（0.4 ～ 0.5）
3 岁	4.7 ～ 4.8（0.5 ～ 0.6）

表1-4 1 ～ 10 个月婴儿视觉发育里程碑

行为表现	发育年龄	视觉发育
目光接触：开始用眼与家长交流，学习家长的表情	＜ 6 ～ 8 周龄	注视
喜欢目光和声音交流	12 周龄	
胸前看和玩自己的双手	3 ～ 4 月龄	开始深度觉
眼手协调：有目的地用手抓物，"手成为婴儿第二个眼睛"	5 ～ 6 月龄	深度觉发育较好，开始理解三维物体
观察能力：可区别生熟人	7 ～ 10 月龄	视觉记忆

表1-5 0 ～ 3 岁宝宝视觉发育里程碑

年龄	视觉发育里程碑
新生儿	对光有反应，强光刺激下会闭眼
1 ～ 1.5 月龄	能注视大的物体，出现同向性固视反射及再固视反射；对左右摆动的物体产生追随运动
2 ～ 3 月龄	有注视能力，目光能追随物体 180°范围

年龄	视觉发育里程碑
4～6月龄	出现手—眼协调动作
7～9月龄	能稳定固视，能同时玩两个以上物体
12月龄	能用手指端准确取起细小的物体，如黄豆、花生米
18月龄	会翻看图书，会搭积木，会识别简单的形状
24月龄	能模仿画线条
36月龄	能认识更复杂的形状如菱形、椭圆形等，能识别颜色，能区分色彩的不同饱和度等

为止。听觉不仅使宝宝能够辨认周围环境中的多种声音，而且可以帮助宝宝逐渐掌握语言。婴儿期是儿童语言发展最迅速的时期，因此，听觉的发展在这个时期具有更重要的意义。宝宝出生时，其听觉器官基本发育成熟，但它和大脑皮质的纤维联系还很少，要达到成年人的听觉能力还需要较长时间的发育。宝宝出生后，由于外耳道残留了羊水，听力还不灵敏。待羊水完全排出后（约出生后1周），宝宝的听力就较前有明显好转了。当听到较大响声时，宝宝会出现惊跳、眨眼或啼哭的反应。宝宝3～4个月时能够将头转向声源；6个月时能够区别父母的声音；7～9个月时能够区别语言的意义；1岁时能够听懂自己的名字；2岁时能够听懂简单的吩咐。随着宝宝年龄的增长，听觉发育也会逐渐完善。听觉是宝宝语言发展的必要条件之一，语言发育情况也可以协助判断宝宝的听力发育水平。听觉发育里程碑提示宝宝不同年龄所应达到的听觉发育水平（见表1-6）。

表1-6 0～3岁宝宝听觉发育里程碑

年龄	听觉发育里程碑
新生儿	听到响声出现惊跳反射、眼睑反射或觉醒反射
1月龄	睡觉时突然有声响会觉醒或哭泣；成人声音可停止哭泣或活动
2月龄	打招呼时会高兴地发出"啊"或"哦"声
3～4月龄	能将脸转向声源，对不同的语气反应，如不安或喜悦或厌恶
5～6月龄	对其他声音好奇，可定位声源，可与声音互动
7～8月龄	倾听自己或别人发出的声音，能把声音和声音的内容建立联系，会模仿发音
9月龄	对细小的声音敏感，对不同语气有反应，会表演简单婴儿游戏，可爬向邻近有声音的房间或呼叫者
10～11月龄	模仿说"妈妈""奶奶"等
12月龄	听懂几个简单指令，做出表示，会表达单词
15月龄	听从简单指令，指认五官
18月龄	用单词或短语表达自己的需要
2岁	理解指令更好，会说一些简单句
3岁	语言发育飞速，词汇丰富起来，学会一些复合句；能唱儿歌，叙述简单事情

　　宝宝出生时味觉和嗅觉发育都已完善。味觉和嗅觉之间有着密不可分、相辅相成的关系。味觉方面，新生的宝宝对不同的味道能够表现出不同的反应（见表1-7）。相比起酸味和苦味，宝宝更偏爱甜味，所以糖水对哭闹的宝宝可以起到安抚的作用。母亲的不同饮食情况会使母乳具有不同的味道。母乳喂养的宝宝由于这些早期的味觉经历，在断奶期会更容易接受新的食物。4～5个月的宝宝对

食物味道的改变会出现敏锐的反应，适时添加各类辅食可以让宝宝习惯不同味道的食物。新生的宝宝通过母亲乳汁的气味能找到乳头。3～4个月的宝宝对强烈的气味会表现出不愉快的情绪；7～8个月时宝宝能够感觉出香的气味；2岁左右能很好地辨别各种气味。灵敏的嗅觉不仅让宝宝了解周围的人和事物，还保护宝宝免受有害物质的伤害。

表1-7 0～1岁宝宝味觉发育里程碑

年龄	味觉发育
新生儿	喜欢甜味，可区分酸味
3月龄	区分甜味和苦味
5月龄	偏咸味水
6～12月龄	区分乳类与其他食物

新生宝宝的皮肤已能够感受冷热和疼痛，有着灵敏的触觉，其中眼部、前额、口周、手掌、足底等部位触觉较敏感，而大腿、前臂和躯干这些部位相对迟钝。当宝宝哭闹时，可以用温柔的动作安慰宝宝，如把手放在他的腹部、握着他的手、轻拍宝宝等。手和口腔是触觉最敏感的部位。新生宝宝可以通过吸吮手来得到自我满足，6个月以内的宝宝喜欢把东西放入口腔中进行探索。当宝宝手的动作发展后，用口探索的方式会逐渐减少。

知觉的发育与视觉、听觉、触觉等发育有着密切的联系。宝宝通过看、摸、闻、咬、敲击等逐步了解物体的形状、大小等各方面属性；随着宝宝动作的发展和活动能力的增强，各种知觉会逐渐发展。宝宝在 2～3 岁时会出现空间知觉，能够知晓物体的远近，分辨上下。时间知觉比空间知觉发展晚，2～3 岁的宝宝对时间的表述往往不准确，如把很久以前的事情表达为"昨天"或"刚才"。

 ## 4 宝宝的运动能力是如何发展的

婴幼儿 0～3 岁时，是潜意识吸收阶段，这时的孩子具备超强的学习与记忆能力，会没有选择地将所有看到的、听到的、接触到的事物吸收，并成为自身智能的一部分，并成为日后学习的基础。0～2 岁是感知和动作发展的最佳时期，2～3 岁是语言发展的最佳时期，0～3 岁是运动、语言等能力发展的敏感时期。

运动发育是指身体肌肉控制动作、姿势和运动能力的发展，包括大动作和精细动作。

大动作是指宝宝对躯干、手臂、腿等大肌肉的控制能力，与脊柱、颈、胸、腰 S 弯曲的逐渐形成和相关肌肉的发育有着密切的关系。0～3 岁宝宝大动作主要涉及坐、爬、立、行等基本动作技能，这些技能使宝宝的行动更灵活，探索的空间更广阔。大动作的发展是一个自上而下、循序渐进的过程：

一是抬头。新生宝宝俯卧位时可以抬头 1～2 秒，2 个月时可以抬头约 45°，3 个月时可以抬头约 90°。二是翻身。宝宝大约 5 个月时能从仰卧位翻到俯卧位，6个月时能从俯卧位翻到仰卧位。三是坐。宝宝3个月时扶着坐时，腰部无力而呈弧形；5个月时靠坐时腰能够伸直；6个月时两手向前撑住能够扶坐；7个月时可以独自坐一会儿，身体略向前倾；8个月时能够很稳地独坐，并能向左右转动。四是匍匐、爬行。宝宝先会匍匐向前，然后再会用手和膝盖支撑起来爬。宝宝2个月时呈俯卧位时能够交替踢腿，这是匍匐的开始；3～4个月时可用手支撑几分钟；7～8个月时能用手支撑胸腹部，使身体离开床面，有时能使身体在原地转动；8～9个月时能使用上肢向前爬；12个月前后可以用手和膝爬行；18个月时可以爬上台阶。五是实现立、走、跳。宝宝8～9个月时扶着能站立一会儿，10个月时能扶着物体走；11个月时能独自站立一会儿，15个月时能独自行走；18个月时能向前跑和向后倒退走；2岁时能合拢双脚跳；3岁时双脚交替走下楼梯。

精细动作是手和手指等部位小肌肉或肌肉群的运动，也是宝宝运用手指的操作能力。手是宝宝认知事物的重要器官。宝宝手指的运用发展过程包括从满掌抓到拇指与四指配合抓，再到拇指与食指的对捏。宝宝对手及手指的控制能力反映大脑的发育程度，同时手的精细操作能刺激大脑，促进大脑的发育。新生儿宝宝双手呈握拳状，2个月时握拳逐渐松开，3～4个月时宝宝的抓握反射消失后开始有意识地取物（见表1-8）。

表 1-8 婴幼儿精细运动发展

年龄	精细运动
新生儿	手紧握拳
3 月龄	注视双手，可胸前玩手，手抓拨物品
4 月龄	欲伸手够物，当够到物品时出现抓握，但仅手掌碰触与抓握
5 月龄	大拇指参与握物，抓物入口探索
6 月龄	开始单手活动，伸手范围可越过身体中线
7 月龄	拇指协同其他手指倾斜地捋起小物品，已可不放在手掌；换手与捏、敲等探索性动作出现
9 月龄	拇指、食指可垂直于物体表面捡起小物品
12 月龄	伸手接触物品前能将手定位在合适的方向；手腕参与旋转；搭积木游戏，逐渐使用工具，如匙、铅等
18 月龄	叠 2～3 块积木，拉脱手套或袜子
2 岁	叠 6～7 块积木，一页一页翻书，拿住杯子喝水，模仿画垂线和圆
3～4 岁	使用工具性玩具，如拧瓶盖、玩泥胶

5 宝宝的语言是如何发育的

语言是人类在充分的语言环境刺激作用下特有的一种高级神经活动，是表达思想、观念的心理过程。0～3岁是宝宝大脑发育最快的时期，也是宝宝学习语言最重要的时期。父母创造丰富的语言环境可以促进宝宝的语言发育。

婴儿期的语言能力处于前语言阶段。宝宝1个月内的哭泣是他与人交流的一种形式，大约从出生后第5周起，宝宝会开始发出a、o、e等元音，然后是g、k、b、p等辅音；6～7个月时会发出无意识的"ma-ma""ba-ba"；9～12个月时宝宝开始能模仿大人说话。宝宝在发音的过程中逐渐理解语言，并通过视觉、触觉等与听觉的联系，理解日常用品名称，听懂简单词语。这个阶段的宝宝发音还不确切，能听懂的词还很少，如果没有伴随物体或动作，词的指示往往会无效。错误地认为宝宝不会说话、听不懂话而不和他说话，会造成宝宝语言的发育迟缓。

幼儿期的宝宝语言发育已进入语言发展期。1岁左右，宝宝在理解的基础上开始学会表达。此时宝宝词汇量的累积速度加快，语言能力也发展得很快，从能说双字词到多字词，逐渐到2～3字构成的句子，如"妈妈抱""宝宝吃"。到3岁时宝宝能够简单叙述发生过的事情。各年龄语言发育情况见表1-9。

表1-9 婴幼儿语言发育

年龄	语言
新生儿	哭、叫
2月龄	发出和谐的喉音
3月龄	咿呀发音
5月龄	能喃喃地发出单调音节
7月龄	能发"爸爸""妈妈"等复音，但无意识
8月龄	重复大人所发简单音节
9月龄	能懂几个较复杂的词句，如"再见"
10～11月龄	开始用单词，一个单词表示很多意义
12月龄	能叫出物品的名字，如灯、碗，指出自己的手、眼
15月龄	能说出几个词和自己的名字
18月龄	能认识和指出身体各部分
2岁	会说2～3字构成的句子
3岁	能说短歌谣，数几个数

宝宝的注意力和记忆是如何发展的

宝宝 3 个月时能够短时间注意人脸和声音，鲜艳的色彩、响声或奶瓶都能成为宝宝注意的对象。此时宝宝的注意是无意的、短暂的，随着年龄的增长，宝宝注意的时间逐渐延长。宝宝 18 个月时能够集中注意 5 ～ 8 分钟，2 岁时能够集中注意 10 ～ 12 分钟，2 ～ 3 岁时能够集中注意 10 ～ 20 分钟。3 岁的宝宝逐渐出现有意注意，但幼儿期宝宝的注意稳定性差，容易转移，直到 5 ～ 6 岁，宝宝才能较好地控制注意力。培养宝宝注意力时，可以加强注意的目的性，排除外来干扰，引起宝宝的兴趣。

记忆是复杂的心理过程，包括识记、保持和回忆。回忆可分为再认和重现，再认指之前感知的事物在眼前重现时被认识；重现是指之前感知的事物虽然没有在眼前出现，但会在脑中重现。宝宝 1 个月时能够再认奶瓶，5 ～ 6 个月能够再认妈妈，1 岁左右能够再认几天至十天前的事物，3 岁时能够再认几个月前的事。宝宝 3 岁前的记忆主要是无意识的记忆，近 3 岁时有了有意识记忆的萌芽，如宝宝能够在家长的要求和指导下背诵简单的儿歌或记住一些简单的动作等。婴幼儿记忆的特点是记得快也忘得快，准确性也较差，以机械记忆为主。家长可以根据宝宝记忆的能力和特点，通过游戏活动，有意识地教宝宝一些知识或动作，如识字、跳舞、唱歌等。保持宝宝良好的情绪，可以提高宝宝记忆的积极性。

宝宝的思维和想象是如何发展的

　　宝宝的思维发展会经历直觉行动思维、具体形象思维及抽象概念思维三个阶段。

　　幼儿期的宝宝的思维属于直觉行动思维，不能离开物体和行动去思考，所以其思维没有计划性和预见性。这个时期的宝宝可通过不断探索，学习有目的地通过运用手段来解决新问题，比如尝试拖动毯子取玩具，踩在小凳子上去拿高处的玩具等。

　　宝宝 1～2 岁时由于生活经验少，语言还没有充分发展，想象的内容很贫乏，在游戏活动中很少有创造性的内容。宝宝在 24～30 月龄时开始尝试真正的想象性游戏，在游戏中能用一个物体代表另外一个物体，比如把竹竿当马骑；其游戏有简单的主题和主角，比如给布娃娃"看病"。

 如何发现宝宝发育迟缓

　　儿保一般采用发育里程碑和预警征象筛查表（见表 1-10）对儿童发育迟缓进行初筛，有条件的保健机构采用标准化测量方法。发育监测的时间可结合婴幼儿定期体检的时间，即 3 个月、6 个月、8

个月、12 个月、18 个月、2 岁、2.5 岁、3 岁。也可以在一些关键年龄进行相关检查，如 3 ～ 4 个月、8 ～ 9 个月、1 ～ 1.5 岁、2 ～ 2.5 岁等。智力筛查结果可疑或异常的宝宝，应及时由专业人员进行发育诊断评估，以便进行早期智力干预。

表 1-10 0 ～ 3 岁宝宝心理行为发育问题预警征象筛查

年龄	预警征象
3 个月	1. 对很大声音没有反应 2. 逗引时不发音或不会微笑 3. 不注视人脸，不追视移动的人或物品 4. 俯卧时不会抬头
6 个月	1. 发音少，不会笑出声 2. 不会伸手抓物 3. 紧握拳松不开 4. 不能扶坐
8 个月	1. 听到声音无应答 2. 不会区分生人和熟人 3. 双手间不会传递玩具 4. 不会独坐
12 个月	1. 呼唤名字无反应 2. 不会模仿"再见"或"欢迎"动作 3. 不会用拇、食指对捏小物品 4. 不会扶物站立
18 个月	1. 不会有意识叫"爸爸"或"妈妈" 2. 不会按要求指人或物 3. 与人无目光交流 4. 不会独走
2 岁	1. 不会说 3 个物品的名称 2. 不会按吩咐做简单的事情 3. 不会用勺吃饭 4. 不会扶栏上楼梯 / 台阶

续表

年龄	预警征象
2.5 岁	1. 不会说 2 ～ 3 个字的短语 2. 兴趣单一、刻板 3. 不会示意大小便 4. 不会跑
3 岁	1. 不会说自己的名字 2. 不会玩"拿棍当马骑"等假想游戏 3. 不会模仿画圆 4. 不会双脚跳

9 新生儿能听到声音吗

　　现代医学证明，在胎儿的几种感觉器官中，最为发达的就是听觉系统了。早在受孕后第 4 周，胎儿的听觉器官就已经开始发育；受孕第 8 周时，胎儿的耳郭已经形成。这时胎儿听觉神经中枢的发育尚未完善，所以还不能听到来自外界的声音。到了孕 25 周，胎儿的传音系统基本发育完成；孕 28 周时，胎儿发生听觉反应。至此，胎儿就已经具备了能够听到声音的所有条件，大约在出生前后其听觉可达成人水平。

　　宝宝刚出生时视力有限，但是听觉很灵敏，出生后宝宝最先接触到的就是外面世界传来的各种声音。为了训练新生儿的听觉，要用变换的语调、温和的声音与孩子说话，语调比语言本身更重要。

当给孩子喂奶、洗澡、更衣、换尿布时，要当一个爱唠叨、爱唱歌的人。训练孩子的听觉是为了给其打下良好的语言基础。

宝宝也有自己喜欢听的声音，而且这些声音能够给宝宝带来安全感，是安抚宝宝的妙音！

⑩ 新生儿喜欢听什么声音

喜欢妈妈的声音。新生儿最喜欢听的声音，自然是妈妈的声音。宝宝在妈妈肚子里跟妈妈朝夕相处近十个月，对妈妈的声音最为熟悉。每个准妈妈在孕期起床前摸着肚子对小宝宝说："早上好，宝宝。"接下来，洗脸、刷牙、吃早餐时，妈妈都会不厌其烦地跟宝宝说话。出生后，宝宝最爱听妈妈的声音，是因为妈妈无微不至的照顾，无论是喂奶，还是换尿布、洗澡，妈妈都很有爱心。不经意的交流中，孩子与母亲产生了相互依恋的感情，宝宝只要听到妈妈的声音，就会高兴，感到安全和满足。同宝宝讲话时，妈妈清晰、甜美的声音和抑扬顿挫的语调最易引起宝宝的兴趣和注意力。

喜欢人的声音。当新生儿醒着的时候，在他一侧耳旁轻轻地说："小宝宝，来！来！转过来看看我！"他的眼和头会慢慢转向你，看看你，脸上露出微笑。在另一侧耳旁和他说话，有同样的反应。如果一边是父亲的声音，另一边是母亲的声音，多数小婴儿会表现出喜欢母亲的声音，将头和眼转向母亲这一边。这是由于胎儿在子宫内熟悉了母亲的声音。新生儿辨别父亲的声音要晚一些。这是由于正常会话时，男人的声调低，透过子宫壁不易被识别。

喜欢有节奏的声音。胎儿期的宝宝生活在羊水里，每天听着妈妈心脏跳动的声音、血液流动的声音，因此对有节奏的声音更为敏感，水流的声音能让宝宝仿佛找回在羊水中的感觉。妈妈心跳的声音和水流的声音能给新生儿很多安全感，更容易使焦躁的宝宝安静。新生儿哭闹时，妈妈可将宝宝抱在左胸部位，让宝宝听妈妈的心跳声或伴有水流声音的音乐。妈妈不在时，可将录下的心跳声播放给宝宝听。大人有节奏地轻拍，同样可以让烦躁的宝宝平静下来。

喜欢熟悉的轻音乐。新生儿喜欢柔和、缓慢、淳厚的声音，这样的音乐会使得宝宝安静、微笑。尖锐的声音会使得宝宝烦躁、不安。新生儿具有胎儿记忆，特别是声音的记忆能力，如果准妈妈给胎儿期的宝宝听一些轻音乐，出生后宝宝就会偏爱节奏柔和的轻音乐。不建议在短时间内频繁更换曲子，妈妈们可在一段时间内只放一首短小、悦耳的曲子，让宝宝经常听。经常循环听一首曲子，会让宝宝熟悉并喜欢，提升他的欣赏力。可以在特定的时间内播放特定的音乐，比如早晨醒来时播放熟悉的乐曲，会让宝宝形成一个良好的作息习惯。

 ## 宝宝听音乐要注意什么

千万不要给宝宝戴耳机，戴耳机会造成听力下降，损伤鼓膜的发育，无论是多么好的耳机设备，都不要给宝宝戴。应使用录音机、手机或者音响给宝宝放音乐，设备距离孩子的耳朵 2 米的距离。音乐应选择避开低音的音乐，低音对宝宝的耳膜有着或多或少的伤害。宝宝全天沉浸在音乐世界里，不利于宝宝的听力训练，会干扰宝宝接受父母语言信息。新生儿每天睡眠的时间比较长，所以播放有节奏的、轻松的音乐时，需要在宝宝清醒的状态下或者有点儿兴奋的时候进行，也可以在妈妈哺乳时播放。

⑫ 为什么新生儿要做听力筛查

听力障碍是新生儿较常见的出生缺陷。调查显示，每 1000 个新生儿中，有 1～3 个有听力障碍。这些婴儿往往不易被早期发现，一般到两三岁还不会说话时，家长才意识到宝宝可能听力有问题，而这时已错过了听力和言语康复的最佳时期，会直接导致听力和言语功能障碍，使宝宝社会适应能力低下，出现行为问题和学习困难等。

新生儿听力筛查在我国引起了政府和全社会的高度重视，目前已在全国范围普遍开展。新生儿听力筛查，使先天性听力障碍患儿能够被早期发现、早期干预，从而使听力和言语功能得以发展。

0～1岁宝宝的听力测试重要吗

　　宝宝的听觉在孕 25 ～ 26 周时开始发育，宝宝出生之后对在孕期经常听到的声音，包括妈妈的声音都会比较敏感。

　　测试宝宝听力的方法包括在宝宝的一侧耳后大约15厘米的地方用摇铃，观察宝宝能否转头向发声的方向去寻找声源。通过对照 0 ～ 1 岁宝宝的听力表现，可以早期判断宝宝的听力是否正常（见表1-11）。

　　1 ～ 3 个月的宝宝，在他耳边大声拍手，没有任何反应，或者是宝宝睡着时，不能被声音惊醒；8 ～ 12 个月的宝宝，听到熟悉的声音时没有转过头去，或者听到人们的说话声不能相应地牙牙学语，这都说明宝宝早期听力发育可能存在异常，要及早就医。

表1-11 0 ～ 1岁宝宝的听力表现

月龄	表现
0 ～ 3 个月	宝宝刚出生时就对声音有所反应，对母亲的声音尤为敏感
4 个月	4 个月开始感觉声音的来源
5 ～ 7 个月	5 个月时，能感知习惯的言语声 6 个月时出现声音定向能力，能区别父母声音 7 个月有了言语听觉，开始进入了喃语期
8 个月	8 个月开始对声音进行自我调节，产生声音大小、长短、高低的感觉
9 个月后	9 个月开始能听懂话，如说"来来"，他会爬过来 10 个月可以利用听觉模仿语音，学习说话；能听懂自己的名字

14 如何在生活中训练 1 ～ 2 岁宝宝的听觉

这个阶段的宝宝听觉的敏感度及分辨能力都有了更进一步的提高，主要表现在其语言能力的发展上。18 个月的宝宝的语言理解能力有了较大进步，24 个月的宝宝的语言表达能力会有较大发展，节奏感也更强了。

给宝宝选择歌曲、儿歌、故事等都可以，听到自然的声响对宝宝的听觉也非常好，节假日可以带宝宝到公园或野外，让他接触大自然，聆听大自然丰富的声音，如风声、水声、虫鸣、鸟叫、狮吼、虎啸等。平时家长和宝宝一起做听觉训练时，需要多用自己说话的声音来进行，尽量亲自和宝宝一起沟通，不要把过多时间用于让宝宝自己听音乐，因为音乐没有回应，对宝宝的语言发展不利。

15 如何在游戏中训练 2 ～ 3 岁宝宝的听觉

听力训练游戏要按照宝宝年龄段来选择，不同阶段的宝宝，听力的发展情况也不同，要选择合适的方法训练才能有效（见表 1-12）。

表 1-12 2 ～ 3 岁宝宝听力日常训练

阶段	内容
第一阶段	选择五种以内的小物品，当着宝宝的面将这些物品弄出声响给宝宝听
第二阶段	可逐渐增加小物品的数量，方法与第一阶段相同，先看听，后猜听
第三阶段	直接让宝宝转过身去一边听一边猜
第四阶段	在小易拉罐里装上小石头、小钥匙、细沙粒、水等各种物品，每种两罐，父母先摇动一罐，让宝宝找出相同声音的罐子
第五阶段	录制一些生活中常出现的声音，如雨声、雷电、汽车响、动物叫，再准备相对应的图片。让宝宝一边听录音，一边找出对应的图片

16 乳牙萌出的顺序是怎样的

　　每个宝宝的出牙顺序或者出牙时间都不太一样，大体上宝宝多在出生后 4 ～ 10 个月时（多数为 8 个月时）乳牙开始萌出，3 岁前萌出全部 20 颗乳牙。乳牙萌出顺序一般是下颌牙先于上颌牙萌出，自前向后进行：第一颗萌出的牙齿是下颌乳中切牙，即最下方正中间的门牙。第二颗萌出的牙齿一般是上颌乳中切牙，第三颗萌出的牙齿是上颌乳侧切牙，第四颗萌出的牙齿是下颌乳侧切牙。前面八颗牙齿萌出之后，宝宝开始萌出后面的磨牙。萌出第一乳磨牙后，中间会空出一颗尖牙，之后萌出下方的第一乳磨牙，然后再萌出上方第一乳磨牙。第一乳磨牙萌出之后开始萌出下颌乳尖牙，然后是上颌乳尖牙，最后是下颌第二乳磨牙，上颌第二乳磨牙。这是大多数宝宝的乳牙萌出顺序，少数牙齿萌出顺序有变异也属正常。乳牙萌出顺序见表1-13。

表1-13 乳牙萌出顺序

萌出顺序	第1颗牙	第2颗牙	第3颗牙	第4颗牙	第5颗牙	第6颗牙	第7颗牙	第8颗牙	第9颗牙	第10颗牙
牙齿名称	下中切牙	上中切牙	上侧切牙	下侧切牙	下第一乳磨牙	上第一乳磨牙	下尖牙	上尖牙	下第二乳磨牙	上第二乳磨牙

有一个简单的公式可以帮助父母计算宝宝乳牙萌出的数目：2岁以内宝宝乳牙的数目约为月龄减去4～6。但乳牙的萌出时间、萌出顺序和出齐时间存在较大的个体差异。13月龄后，如果宝宝乳牙尚未萌出，称为乳牙萌出延迟，可能与遗传有关。家长发现儿童13月龄尚未出牙需要及时就医，明确原因。

在乳牙萌出的过程中，个别宝宝可能会出现低热、流涎、睡眠不安、烦躁等反应，父母不用过于焦虑，可以给宝宝使用安全、合适的磨牙工具，并在父母的监护下使用，缓解宝宝出牙时的不适。同时，对于口水较多的宝宝，可以用柔软的棉布吸干口水，动作应轻柔，避免过度擦拭导致宝宝皮肤破损和疼痛。

17 宝宝进食能力是怎样发展的

宝宝的神经、消化等系统的发育情况，决定了宝宝进食能力的发展。宝宝从出生到成年会经历 3 个不同的进食阶段：以母乳或其他乳类为主要食品的哺乳阶段、在乳类之外引入其他食品的过渡阶段、成人饮食阶段。宝宝 4～6 月龄后，随着生长发育的逐渐成熟，纯乳类喂养已不能满足宝宝生长发育的需求，因此宝宝的食物需要向固体食物转换。这个阶段称为食物的过渡期，又称换乳期。此期是宝宝进食能力发展的主要阶段，尤其需要家长注意。当宝宝可以坐直身子，并且可以自己将手或其他东西放进嘴里时，父母可以让宝宝自己尝试抓取手指食物进食，并且由宝宝自己决定吃多少。在这里需要注意的是，手指食物是指那些宝宝自己用手指就可以抓起来送到嘴里吃的片状或条状的食物，大小应方便宝宝抓握。切忌给孩子提供圆形、硬币形或黏性过大的食物，如花生、坚果、整颗葡萄、糖果等，这些容易堵塞宝宝气道引起窒息。手指食物可以选择西蓝花、红薯、土豆、胡萝卜、牛油果等，避免过硬，食物的质地应是手指稍微用力就能压烂的。宝宝通过抓取、手指投递、口腔咀嚼等一系列运动，锻炼了进食能力，培养了对食物的兴趣，逐渐适应各种食物的味道，并逐渐养成良好的饮食习惯。这样，宝宝的饮食最终会顺利地由以乳类为主的食物过渡到以固体食物为主的食物。

　　应鼓励宝宝和父母一起用餐，增加宝宝观察和模仿大人吃饭的机会，也有利于宝宝学习自己进食。宝宝在 12 月龄后，应和家人一起进餐。家长在继续提供辅食的同时，应鼓励宝宝尝试家庭食物，帮助宝宝逐渐过渡到与家人一起进食家庭食物。宝宝进食能力的提高，能促进大动作和精细动作的发育，使其手眼口动作更加协调：宝宝 4 个月开始吃手和玩具时，家长可以用勺喂其吃些辅食；宝宝 6 个月时可以自己扶奶瓶喝奶；7 ～ 9 个月的宝宝可以学习自己从杯子中喝水、用手拿条状物给自己吃；10 ～ 12 个月的宝宝可以学习自己用勺或杯子喝水；18 ～ 20 个月的宝宝可以独立进食。

18 如何判断母乳是否够宝宝吃

　　很多新手妈妈不知道如何判断母乳是否充足，从而会担心自己的乳汁不够，宝宝吃不饱，甚至想着每次哺乳前将母乳挤出来以客观测量泌乳量。其实，如果宝宝满足以下的情况，说明妈妈的乳汁是足够满足宝宝每日生长所需的。具体包括：①宝宝每天能够得到 8 ～ 12 次较为满足的母乳喂养，每次哺乳后，宝宝能自动地松开乳头，表情满足；②哺喂时，宝宝有节律地吸吮，并可听见明显的吞咽声；③宝宝在出生后的最初 2 天，每天至少排尿 1 ～ 2 次；④如果有粉红色尿酸盐结晶的尿，应在出生后第 3 天消失；⑤从出生后第 3 天开始，每 24 小时排尿应达到 6 ～ 8 次；⑥出生后每 24 小时至少排便 3 ～ 4 次，每次大便应多于 1 大汤匙；⑦出生第 3 天后，每天可排软、黄便 4 ~ 10 次。

除此之外，妈妈应能识别宝宝觅食的时机，使喂养模式逐渐从按需喂养过渡到规律喂养。宝宝饥饿的早期表现包括警觉、身体活动增加、脸部表情增加，饥饿的后续表现才是哭闹。饥饿引起哭闹时应及时喂哺，但不要强求喂奶次数和时间。一般每天喂奶的次数应达 8 次以上，出生后最初可在 10 次以上。随着婴儿月龄增加，妈妈应逐渐减少喂奶次数，养成规律哺喂的良好喂食习惯。父母在发现婴儿异常哭闹无法通过哺喂得到完全安抚时，应考虑非饥饿原因，积极就医。

 哺乳的正确方式和注意事项

妈妈在喂哺宝宝时可采取不同姿势，尽量使全身肌肉放松，保持体位舒适。一般喂哺时，妈妈可采用坐位，一只手怀抱宝宝，让宝宝的头和肩部枕在妈妈哺乳侧肘弯部；妈妈另一只手的拇指和其余四指分别放在乳房的上、下方，手掌托住乳房，将整个乳头和大部分乳晕置于宝宝口中，确保衔接紧密。当妈妈的奶流过急，发现宝宝有奶液来不及吞咽等情况时，妈妈可用食指和中指轻夹乳晕两旁，形成"剪刀式"的喂哺姿势，减慢母乳流速，以免引起宝宝呛咳和窒息。两侧乳房轮流喂哺，吸尽一侧再吸吮另一侧。若一侧乳房奶量已能满足宝宝需要，应将另一侧的乳汁用吸奶器吸出。哺乳结束时，应用食指向下轻按宝宝的下颌，退出乳头，避免在宝宝的口腔负压下拉出乳头而造成局部疼痛或皮肤损伤。每次喂哺后，不要马上把宝宝平放，应将婴儿竖直抱起，让宝宝的头靠在妈妈肩上，轻拍宝宝背部，使其排出吞入胃里的空气，以防止溢奶。在这里需要提醒爸爸妈妈们注意，夜间喂哺宝宝时大人容易困乏，所以在喂哺时尽量采取坐位，保持警醒，避免衣物、盖被、妈妈的乳房等遮堵宝宝的口鼻导致窒息等意外事件发生。

 ## 20 哪些宝宝需要添加母乳强化剂

很多父母认为，母乳到了后期营养不够，添加母乳强化剂可以帮助宝宝长得更强壮。其实不然。母乳的营养物质丰富，易于消化吸收，是宝宝最理想的食物，一般不需要额外添加母乳强化剂。母乳强化剂是针对早产儿的一种营养强化剂，包含蛋白质、碳水化合物、矿物质（钙、磷、铁、锌、锰、镁、铜）、微量元素以及维生素和电解质等多种营养素，它既能让早产宝宝获得母乳喂养的益处，又能满足早产宝宝快速生长发育的营养需求，在新生儿病房内应用较普遍。对于出院时仍存在生长迟缓的早产宝宝，应在医生的指导下正确使用母乳强化剂。

需要父母注意的是，母乳强化剂的使用方法和储存状态会改变母乳的一些免疫防御特性。因此，父母在配置强化母乳时，应遵照医嘱并结合母乳强化剂的使用说明书，添加剂量准确的母乳强化剂至母乳中。一定要遵循无菌操作、现配现用、摇匀后立即喂养的原则，避免提前配制和存储强化母乳。妈妈在每次收集母乳前应认真洗手、清洁指甲，乳汁吸出后正确保存乳汁。在保存母乳强化剂时，应将其放置于阴凉、干燥处，避免阳光直射并定期检查保质期。

21 宝宝膳食营养的搭配原则

　　在养育宝宝的过程中，如何给宝宝提供膳食营养，是大多数父母最为担忧的问题。针对这一问题，世界卫生组织、联合国儿童基金会、美国儿科学会以及国家卫健委等权威组织和官方机构都发布了系列指南和建议，指出所有足月、健康的宝宝都应该纯母乳或者配方奶喂养直到 6 月龄。母乳能满足宝宝 6 月龄以内所需要的全部液体、能量和营养素，在此阶段不需添加任何其他的食物，包括水。特殊情况需要在满 6 月龄前添加辅食的，应咨询医生或其他专业人员后谨慎做出决定。因此，父母在宝宝出生后至 6 月龄期间，应给宝宝合理喂养母乳或配方奶。6 月龄后，宝宝的食物需要逐渐从纯乳类食物向固体食物转换，即由乳类和辅食共同提供营养。需要注意的是，1 岁内的宝宝，仍然应以乳类食品为主要的膳食营养来源。辅食应保持原味，不加盐、糖以及刺激性调味品，保持淡口味食物有利于提高宝宝对不同天然食物口味的接受度，减少偏食、挑食的风险，减少盐和糖的摄入量，降低儿童期及成人期肥胖、糖尿病、高血压、心血管疾病的风险。1 岁以后的宝宝可逐渐尝试淡口味的家庭膳食。

宝宝的食物转换如何进行

随着宝宝生长发育和消化能力的逐渐提高，单纯的母乳喂养已经不能满足 6 月龄后宝宝的生长发育需求。宝宝需要逐渐接受其他食物，如半固体、固体食物，这个过程称为食物转换，即辅食添加。有的妈妈会有一些迷茫：辅食到底应该如何添加？什么时候开始添加？添加哪些食物？有什么注意事项呢？

建议宝宝添加辅食最早在 4 月龄时进行，最晚不过 6 月龄。太早添加辅食，宝宝的消化酶分泌不足会影响消化。添加太晚，宝宝出生时体内储存的铁基本消耗光，易导致缺铁等营养问题。所以，最开始添加的辅食应富含铁，比如单一成分的营养米粉。这里的单一成分是指米粉中只含一种米，比如大米米粉。等到宝宝尝试过单一成分米粉没有过敏现象后，再逐步加入小米米粉、燕麦米粉等。在首次添加辅食时，最好选择白天，便于父母有足够的时间来观察有无过敏反应，包括呕吐、腹泻、湿疹甚至拒食等。每引入一种新的食物，应让宝宝适应 2～3 天，密切观察是否出现过敏反应等，待宝宝适应一种食物后，再添加其他新的食物。

辅食添加建议：（1）婴儿第一阶段食物（4～6 月龄）应是为婴儿特别制作的含一定营养素（维生素 C）、不含添加剂的泥状食物，包括强化铁的米粉、蔬菜泥；（2）婴儿第二阶段食物（6～12 月龄）应是适宜婴儿咀嚼和吞咽功能发育的，如末状、碎状、指状或条状软食，包括水果、蔬菜、鱼肉类、蛋类和豆类食物。

辅食添加的顺序如下：米粉；菜泥／果泥；满 7 个月后加入肉泥及蛋黄；满 8 个月后加入猪肝等动物肝脏（见表 1-14）。需要注意的是，引入食物的质与量应循序渐进、从少到多、从稀到稠、从细到粗、从一种到多种，而后逐渐过渡到固体食物。天气炎热和宝宝生病时，应暂停引入新食物。

表 1-14 中国婴幼儿过渡食物（6 ~ 12 月龄）

| 月龄 | 食物形状 | 引入的食物 | 餐数 | | 进食技能 |
			主餐	辅餐	
6 月龄	泥状食物	含铁配方米粉、配方奶、蛋黄、菜泥、水果泥	6 次奶（断夜奶）	逐渐加至 1 次	用勺喂
7 ~ 9 月龄	末状食物	粥、烂面、烤馒头片、饼干、鱼、全蛋、肝泥、肉末	4 次奶	1 餐饭 1 次水果	学用杯
10 ~ 12 月龄	碎食物	厚粥、软饭、面条、馒头、碎肉、碎菜、豆制品、带馅食品等	3 次奶	2 餐饭 1 次水果	抓食 断奶瓶 自用勺

23 母乳不足时，如何给宝宝添加奶粉

由于宝宝患有某些代谢性疾病、乳母患有某些传染性或精神性疾病、乳母乳汁分泌不足或无乳汁分泌而导致不能用纯母乳喂养婴

儿时，建议首选适合6月龄内婴儿的配方奶喂养，不宜直接用普通液态奶、成人奶粉、蛋白粉或豆奶粉等喂养婴儿。任何婴儿配方奶都不能与母乳相媲美，只能作为纯母乳喂养失败后的无奈选择或者6月龄后对母乳的补充。

婴儿配方食品根据适用对象不同主要分为以下几类：①婴儿配方食品，适用于0～6月龄婴儿食用，作为母乳替代品其营养成分能满足0～6月龄正常婴儿的营养需要；②较大婴儿和幼儿配方食品，适用于6月龄以后婴儿和幼儿食用，作为其混合食物中的组成部分；③特殊医学用途配方食品，适用于生理上有特殊需要或患有代谢疾病的婴儿，例如为早产、患遗传性代谢缺陷（如苯丙酮尿症）婴儿设计的配方食品，为乳糖不耐受婴儿设计的无乳糖配方食品，为预防和治疗牛乳过敏婴儿设计的水解蛋白配方或其他不含牛奶蛋白的配方食品等。其中，水解蛋白质配方又分为乳蛋白适度（部分）水解配方奶粉、乳蛋白深度水解配方奶粉和乳蛋白完全水解配方奶粉。家长应根据宝宝的具体情况，在医生的指导下，合理选用配方食品进行喂养。

24 1岁以内的宝宝每天的奶量应是多少

6月龄内的宝宝，母乳可满足其所有的营养需求。宝宝每天吃的量够不够，奶量是否合适，可以通过测量宝宝的身长和体重来了解。6月龄前宝宝应每半月测量一次身长和体重，病后恢复期可增加测量次数，并对照世界卫生组织的《儿童生长曲线》判断宝宝是否得到正确、合理的喂养。宝宝的生长存在个体差异，也有阶段性的波动，家长不必相互攀比生长指标。母乳喂养的宝宝，体重增长可能会慢于配方奶喂养的宝宝，但只要处于正常的生长曲线轨迹，我们都认为是健康的生长状态。除此之外，也可以通过观察宝宝的表情、大小便的量、次数及性状等，来帮助妈妈判断亲喂时母乳是否充足。

当宝宝 7 ～ 9 月龄时，每天的母乳量或奶量应为 700 ～ 800 毫升，每天应保证 4 ～ 5 次喂奶；10 ～ 12 月龄宝宝每天母乳量或奶量应为 600 ～ 800 毫升，每天应保证 4 次喂奶。母乳不足或不能母乳喂养的婴幼儿，满 6 月龄后需要继续以配方奶作为母乳的补充。

25 1 岁以内纯母乳喂养的宝宝是否需要补钙

《中国居民膳食指南（2016 版）》明确指出，6 月龄内纯母乳喂养的足月健康宝宝，母乳中的钙能满足婴儿骨骼生长对钙的需求，只需从生后数日开始补充维生素 D，不需要额外补钙。6 月龄以上开始添加辅食的宝宝，母乳仍然可以为宝宝提供部分能量、优质蛋白质、钙等重要营养素，可满足宝宝大部分的钙需求，建议每日奶量应达 600 ～ 800 毫升。此外，辅食中普遍含有钙，宝宝也会从各种食物中获取钙。所以，妈妈不必担心宝宝会不会过度缺钙。

想要判断你家宝宝的钙摄入是否充足，可以按照世界卫生组织及中国营养学会的钙推荐摄入量进行计算：0 ～ 6 月龄宝宝，每日钙摄入量应在 200～300 毫克；7～12 月龄宝宝，每日钙摄入量应在 250～400 毫克。对于早产儿、低出生体重儿，由于其生长发育的特殊性及钙储备不足，钙的补充应按其体重计算，建议摄入量为 70～120 毫克／公斤·天，同时应增加维生素 D 和磷的补充。每 100 克母乳含 34 毫克钙，豆制品、海产品、蔬果类等也含有一定量的钙。家长可对照《不同种类非奶类食物每 100 克钙含量表》进行估算（见表 1-15）。

表 1-15 不同种类非奶类食物每 100 克钙含量

非奶类食物	钙含量（毫克）	非奶类食物	钙含量（毫克）
大豆	367	干莲子	114
北豆腐	777	黑芝麻	2000
南豆腐	240	葵花子	120
大豆粉	199	杏仁	234
埃及豆（干）	150	红枣	567
黑豆	260	胡桃	186
吻仔鱼	349	菠菜	93
黑海带	1170	番薯类	153
小鱼干	1700	苋菜	300
牡蛎	58	包心菜	106
蛤	156	甜菜	50
虾米	1438	芜菁	184
虾皮	2000	芥蓝菜	230
榛果－夏威夷果	209	无花果	196
花生	72		

26 什么情况下应该补充维生素、益生菌

由于母乳中的维生素 D 含量低，母乳喂养的宝宝不能通过母乳获得足量的维生素 D。虽然适宜的阳光照射能促进宝宝皮肤中维生素 D 的合成，但鉴于养育方式的限制，阳光照射可能不是 6 月龄内宝宝获得维生素 D 最方便的途径。因此，《中国居民膳食指南（2016 版）》建议在宝宝出生后数日内就开始每日给宝宝补充维生素 D_3 10 微克（400 IU）。在母乳喂养前，可将维生素 D 油剂或乳化水剂定量滴入宝宝口中，然后再进行母乳喂养。对于每日口服补充维生素 D 有困难的宝宝，可每周或者每月口服一次相当剂量的维生素 D。

用合乎国家标准的配方奶粉喂养的宝宝，能获得足量的维生素 D，不需要再额外补充。

需要注意的是，母乳中维生素 K 的含量较低。新生儿（特别是剖宫产的新生儿）的肠道菌群尚未建立，无法合成足够的维生素 K。大量使用抗生素的婴儿，肠道菌群可能被破坏，也会面临维生素 K 缺乏的风险。因此，新生儿出生后应即刻补充维生素 K，特别是剖宫产的新生儿。母乳喂养的宝宝从出生到 3 月龄，可每日口服维生素 K_1 25 微克；也可出生后口服维生素 K_1 2 毫克，然后到 1 周和 1 个月时再分别口服 5 毫克，共 3 次；也可由专业人员给新生儿每日肌内注射维生素 K_1 1 毫克，连续 3 天。及时补充适量的维生素 K 可有效预防新生儿维生素 K 缺乏性出血症的发生。合格的配方奶粉中添

加了足量的维生素 K，使用婴儿配方奶粉喂养的混合喂养儿和人工喂养宝宝，一般不需要额外补充维生素 K。

 宝宝接种疫苗的程序是什么

国务院颁布的《疫苗流通和预防接种管理条例》将疫苗分为第一类疫苗和第二类疫苗。第一类疫苗是指政府免费向公民提供，公民应当依照政府规定接种的疫苗，包括国家免疫规划疫苗、省级人民政府在执行国家免疫规划时增加的疫苗、县级及以上人民政府或者其卫生计生行政部门组织开展的应急接种或群体性预防接种所使用的疫苗。国家免疫规划疫苗包括儿童常规接种疫苗和重点人群疫苗。第二类疫苗是指由公民自费并且自愿受种的其他疫苗。

父母应为孩子办理儿童健康管理手册或儿童预防接种证（省份不同，名称有所差异），并按照接种证上的儿童免疫规划程序表，在儿保医生的指导下，为儿童接种。乙肝疫苗第一针和卡介苗，是孩子出生后在产房或产科病房进行接种的。

第一类疫苗即国家免疫规划的疫苗是必须进行接种的，第二类疫苗属于非国家免疫规划，可在监护人知情同意的情况下，根据孩子自身的情况，选择接种。中国一类和二类疫苗分类见表 1-16。

表 1-16 中国一类和二类疫苗分类

一类疫苗	二类疫苗
乙肝疫苗	水痘疫苗
卡介苗	流感疫苗
脊髓灰质炎疫苗	13 价、23 价肺炎疫苗
百白破疫苗	EV71 疫苗
白破疫苗	轮状病毒疫苗
麻风疫苗（麻疹疫苗）	B 型流感嗜血杆菌疫苗
麻腮风疫苗（麻腮疫苗、麻疹疫苗）	
乙脑减毒活疫苗	
乙脑灭活疫苗	
A 群流脑疫苗	
A+C 流脑疫苗	
甲肝减毒活疫苗	
甲肝灭活疫苗	

疫苗延迟接种与接种后的观察

　　基础针在 1 岁内要及时完成，乙肝第一针要在孩子出生后 24 小时内完成接种，麻疹类要在孩子出生后 8 个月完成接种。未按照推荐年龄完成国家免疫规划规定剂次接种的≤ 14 岁儿童，应尽早进行补种，在补种时掌握以下原则：对未曾接种某种国家免疫规划疫苗的儿童，应根据儿童当时的年龄，按照该疫苗的免疫程序进行补种；未完成国家免疫规划规定剂次的儿童，只需补种未完成的剂次，不需重新开始全程接种。应优先保证儿童及时完成国家免疫规划疫苗的全程接种，当无法使用同一厂家疫苗完成全程接种时，可使用不同厂家的同品种疫苗完成后续接种（含补种）。疫苗使用说明书中有特别说明的情况除外。

　　疫苗接种后如何观察宝宝呢？在正规疫苗接种机构完成接种后，均要观察半小时，宝宝无异常后才可以回家。即使是合格的疫苗在实施规范预防接种后，也可能发生与预防接种目的无关或意外的不适反应。在预防接种后发生的由疫苗本身固有特性引起的对机体造成一过性生理功能障碍的反应，主要有发热和局部红肿，同时可能还有全身不适、倦怠、食欲不振、乏力等综合症状。如果孩子接种后出现 38.5 摄氏度以下的发烧，可以给孩子多喝白开水，观察孩子的精神状态。如果孩子有体温持续升高或精神萎靡等情况，应及时到医院就医。

29 接种一类疫苗后，是否需要接种二类疫苗

　　视情况而定。如果是可替代的二类疫苗，那么接种了一类就不可接种二类。如果在不冲突的情况下，家长有条件且宝宝身体条件允许的话，还是建议家长多接种二类疫苗（如五价轮状、13 价肺炎、手足口、水痘等）以增加宝宝对疾病的预防能力。应根据国家制定的第二类疫苗使用指导原则，并参考国家、省级发布的接种第二类疫苗的建议或疫苗使用说明书接种第二类疫苗。受种者或其监护人在知情同意的情况下，可以自愿自费选择第二类疫苗。

　　国家免疫规划疫苗和第二类疫苗在接种时间上有冲突时，原则上应优先接种国家免疫规划疫苗。但在特殊情况下，用于预防紧急疾病风险的非国家免疫规划疫苗，如狂犬病疫苗、黄热病疫苗或其他应急接种的疫苗，可优先接种。

30 宝宝去医院就诊的常规检查与正常值范围是什么

　　带宝宝去医院看病或体检，血常规、大小便常规是最经常碰到的检查。我们先来说一下血常规。它价格不贵，却是非常重要的一项检查。它是诊断各种血液病的主要依据，还能帮助诊断和鉴别其

他疾病，如有无贫血、感染等。血常规报告通常是有密密麻麻数据的一大张。怎么判断自己宝宝的结果是否正常？某些指标出现箭头要不要紧？

血常规报告想要快速读懂，只需要抓住重点："血液三兄弟"[白细胞（WBC）、红细胞（RBC）+血红蛋白（HGB）、血小板（PLT）]就可以了。

白细胞是人体与疾病斗争的"卫士"，当病菌侵入体内时，白细胞能将病菌包围、吞噬。白细胞增多（WBC项出现"H"或者"↑"）常见于细菌感染、严重组织损伤、大出血、中毒、白血病等。白细胞减少（WBC项出现"L"或者"↓"）常见于病毒感染、血液病、自身免疫性疾病、脾功能亢进等。需要结合临床综合考虑，此时家长需要做的就是请教医生，以免耽误孩子的病情。

红细胞是血液中数量最多的一种血细胞，具有免疫功能。血红蛋白是红细胞内运输氧的特殊蛋白质，运输氧和二氧化碳。在贫血性疾病中，它比红细胞更能反映贫血的程度。红细胞、血红蛋白增多（RBC、HGB项出现"H"或者"↑"）常见于甲亢危象、糖尿病酮症酸中毒及红细胞增多症等。新生儿有生理性红细胞增加。红细胞、血红蛋白减少（RBC、HGB项出现"L"或者"↓"）常见于各种贫血。家长不用太紧张，去看医生，一起找到贫血的原因即可。

血小板是血液中最小的细胞，可保护毛细血管的完整性，具有止血、凝血等功能。血小板增多（PLT项出现"H"或者"↑"）常见于急性感染、失血、溶血、骨折、脾脏切除术后及原发性血小板增多症。血小板减少（PLT项出现"L"或者"↓"）常见于血小板减少性紫癜、脾脏功能亢进、再生障碍性贫血、白血病等。

再来看看对二便的检查。取到的尿液标本应置于洁净的尿杯中，不可使用其他未经洗涤的器皿如药瓶、试剂瓶等。标本留取后应尽快送检。大便应为新鲜自然排出的粪便 3～5 克，黄豆大小的粪便就可以了，如果是较小的宝宝拉在纸尿布里面，要及时取出，时间久了会影响大便检查的结果。大小便的结果同血常规一样，每一项检测结果的后面都会对应一个正常范围，认真比对一下就可以知道宝宝大小便有哪些不正常的地方。

31 如何挑选宝宝的贴身衣物、玩具和奶嘴

在挑选衣物的时候首先要根据宝宝身材选择合适的尺码，以颜色简约、浅淡，手感柔软，没有太多点缀的纯棉质衣物为主。同时在挑选衣物时也要注意衣服的内衬走线是否平整，避免选购含有荧光剂的衣物。要多闻闻、多看看，颜色太亮、太白、有刺激性化学味道的就不要选购。

在挑选玩具时首先要看是否符合宝宝年龄需求，是否由正规商家生产和玩具的大小尺寸；还要看玩具外包装上标注的主要材质及成分、玩具符合的年龄段、安全警示语、产品合格证及 3C 认证合格标识，购买带有该认证标识产品，杜绝三无产品；还要用手感受玩具是否光滑平整没有尖锐凸起，是否过硬摸起来不舒服；注意毛绒玩具是否掉毛，小部件是否容易掉落；还要听玩具发出的声音是

否刺耳，音乐是否太吵，尽量选择分贝在 70 以下的玩具；最后还要闻闻玩具是否存在异味或刺激性气味，避免选择有艳丽涂层的玩具，如果玩具所含的重金属超标，孩子啃咬时就容易吸进有害物质。

　　奶嘴材质主要有乳胶材质和硅胶材质。乳胶奶嘴的优点有：①健康环保；②质地柔软，比硅胶奶嘴更接近妈妈的乳头；③不容易咬破，不容易变形。缺点有：①外观不如硅胶奶嘴，颜色通常偏黄；②有橡胶的气味，宝宝可能不太喜欢。硅胶奶嘴的优点有：①外观漂亮；②没有异味；③不容易老化，可以放在沸水中短时间消毒。缺点有：①不如乳胶奶嘴有弹性，比较容易撕裂、破损；②不如乳胶奶嘴接近妈妈的乳头。最后，不管是哪种奶嘴，都应关注奶嘴的存放和卫生。

32 宝宝的衣物、玩具应如何消毒

　　宝宝的衣物，原则上应常洗常换，脏了要及时更换，及时清洗。宝宝的衣物不应与大人的衣物混洗，如果是内衣和外衣同洗，也要先洗内衣，再洗外衣，并且注意不要同时将它们浸泡在一起。清洗宝宝的衣物应用婴儿或儿童专用的洗衣液或洗涤用品，洗完后可以放到阳光处晒干，因为阳光是天然的消毒剂。不可以用 84 消毒剂等其他消毒剂给宝宝衣服消毒，以免消毒剂刺激宝宝皮肤引起过敏及其他反应。家里有条件的可以用婴儿专用的衣物烘干消毒机，直接进行消毒和烘干。

宝宝的玩具应定期集中消毒，最好是一个月能集中消毒一次。塑料玩具可以用洗衣粉或洗衣液清洗后再用消毒液浸泡 20 分钟，浸泡之后再用清水清洗干净并晾干。硅胶玩具可以用开水浸泡，耐高温的硅胶玩具可以放到消毒锅里煮沸消毒。木制的、不锈钢的玩具可以直接用热水泡，清洗之后在阳光下暴晒消毒。毛绒玩具可以水洗，再在阳光下暴晒，但因毛绒玩具上的细菌灰尘相对多，建议勤洗。在日常生活中，宝宝的玩具应随脏随洗，之后用干净毛巾擦干净。

33 宝宝的衣物如何选择

　　1～3 个月的宝宝体温调节功能不完善，皮肤娇嫩、抵抗力差，同时活动多、出汗多、皮脂腺分泌多，如选择的衣物不合适，有害物质易通过娇嫩的皮肤侵袭宝宝，增加感染的风险。所以，为 1～3 个月的宝宝科学地选择服装，对宝宝的身心健康有重要意义。衣服的质地要选择保暖、柔软、吸湿性良好且容易洗涤的棉质衣料，颜色以浅色为主。与棉质材料相比，化纤品、毛织品对皮肤有刺激性，容易引起过敏性皮炎或丘疹样荨麻疹。因此，穿这类材料的衣物不要直接接触皮肤。衣服的式样应以宽松、简单为宜，要求穿脱方便、不宜太小，以不妨碍活动为准。因为新生儿四肢常呈屈曲状态，袖子过于窄小则不容易伸入。1～3 个月的宝宝颈部较短，衣服应选择没有领子、斜襟的"和尚服"。最好前面长些，后面短些，以避免大小便污染。衣裤上不宜有扣子或按扣，以免损伤宝宝的皮肤或被误吞，可用带子系在身侧。衣服的袖子、裤腿应宽大，使四肢有足够的活动余地，并且便于穿脱、换洗。宝宝的胸腹部不要约束过紧，否则会影响胸廓的运动或者造成胸廓畸形。

4～6个月宝宝的外衣可选择适当的化纤布料，因为化纤布料易洗、易干，鲜艳的颜色可以刺激宝宝眼底神经的发育。衣服的设计要简单、大方，易穿易脱，防止束胸。

4个月以后的宝宝可自行在床上活动了，为了安全舒适，衣服款式要适当，尤其内衣不宜有大纽扣、拉链、扣环、别针之类的东西，以防损伤婴儿皮肤或误食。可用布带代替纽扣，但要注意内衣布带不要弄到脖子上，防止勒伤宝宝。

34 早产宝宝的尿布怎么选

早产宝宝的皮肤比较娇嫩，父母可以选择方便洗晒的棉布尿布，也可以选择一次性纸尿裤。不管哪种材质的尿布都要求选择适合早产宝宝的尺寸。

如果选择反复洗晒的棉布尿布，要选择柔软、颜色浅、透气性好、吸水性强的棉布或棉纱布。使用过程中要经常查看宝宝是否有尿湿或大便的情况。棉布尿布的吸收性较差，不及时更换的话，会容易引起红臀。夜间不建议使用棉布尿布。

如果选择一次性纸尿裤，应该到正规的商场及超市等信誉好的零售场所去选购。纸尿裤尺寸可分为初生型、小型、中型、大型、加大型等 5 种。家长可以根据宝宝的体形及产品说明挑选型号合适的纸尿裤，需要注意腿部和腰部的松紧带不能勒得过紧，以免皮肤勒伤。宝宝皮肤娇嫩，角质层薄，摩擦后容易破损，所以家长应选择材质柔软、舒适，不含刺激成分的纸尿裤。有些纸尿裤收口两边有褶皱，这是防漏设计，它的作用是防止尿便漏出。给宝宝系腰贴型纸尿裤时一定要把褶皱的部分翻到外面来才会起到防漏作用。选择腰贴型纸尿裤时要挑流线型剪裁的，这样的纸尿裤更贴身，可保证宝宝活动自如。把整圈腰围都处理成松紧式的纸尿裤虽然能很好地紧贴宝宝的背部和腹部，就算激烈运动污物也不会漏出，但对宝宝来说并不舒服，所以那种只将体侧处理成松紧式腰带的纸尿裤比较好。纸尿裤的吸收力要强，更换纸尿裤时摸摸宝宝的屁股，如果宝宝的屁股比较潮湿，就说明纸尿裤的吸收力不好。吸收力好的产品才能防止尿布疹。另外，如果纸尿裤吸水层出现结块，就会让宝宝感到不舒服，需要给宝宝更换纸尿裤。所以挑选时还要看看纸尿裤吸水层有没有凝结现象。

35 如何选择和清洁宝宝的奶具

父母在为宝宝选择奶具时，应遵循使用安全、材质无害、易于消毒清洗等几大原则，其产品质量应满足强制性国家标准《婴幼儿用奶瓶和奶嘴》（GB38995-2020）相关要求，确保容量准确、性能稳定、材质安全等。此外，奶嘴的软硬度与奶嘴孔的大小应适宜，孔的大小以奶瓶倒置时液体呈滴状连续滴出为宜。

奶瓶、奶嘴是宝宝最重要的餐具，但宝宝抵抗力弱，容易因病从口入引发感染。为了让宝宝吃得健康安心，需要做好奶瓶、奶嘴的清洁消毒。每次宝宝喝完奶后，所用奶具都应充分洗净、消毒。将奶瓶的各个部件尽量拆卸，在流动水下使用专用奶瓶刷、奶嘴刷进行清洗。清洗完毕后，再放入电动蒸汽锅按产品使用说明书进行消毒。也可以在清洁奶瓶、奶嘴后，放入温度 90～93 摄氏度的水中进行 10 分钟水浴消毒，达到杀菌的效果。待水冷却后，捞出晾干备用。

36 宝宝的大便都有什么形态

不少父母对宝宝的便便格外关注，发现宝宝没拉臭臭或是今天臭臭拉的次数比平时多了，都会焦虑、不安。确实，宝宝的便便是身体状况的直接反映。通过了解宝宝便便的 7 形 7 状，父母能轻松掌握宝宝的身体状况。

宝宝便便的形状可被分为 7 种类型（见表 1-17）。其中，第 1、第 2 型：表示有便秘；第 3、第 4 型：理想的便形，尤其第 4 型是最容易排出的；第 5、第 6、第 7 型则有腹泻的可能。

宝宝便便的 7 种形态包括：①奶瓣便。便便上的白色类似固体奶的物体是未消化的蛋白质或脂肪，多表示宝宝吃得略多，没消化完就排出来了。②绿便。可能是因为宝宝没吃饱，也有可能是腹泻的前兆。③黑便。若排除了宝宝进食含铁的食物，如猪血等，应考虑消化道出血，需及时就医。④气泡便。便便上有泡沫，多是因为宝宝的糖代谢不完全，如乳糖不耐受或淀粉类食物吃太多等。⑤灰白色便。大便呈陶土色，应考虑胆道堵塞，父母应立即带宝宝就医。⑥红色便。排除宝宝进食火龙果、西瓜、西红柿等红色食物后，父母需要高度重视，及时就医。⑦蛋花便。便便有淡黄色细条，像鸡蛋汤一样，通常味道发酸。这是病毒性肠炎的表现，应保留好大便标本，及时就医。

表1-17 布里斯托大便分类法

大便类型	布里斯托大便分类法	儿童版布里斯托大便分类法
1型	一颗颗硬球（很难排出）	看上去像小兔子便便
2型	香肠状，表面有凹凸	看上去像一串葡萄
3型	香肠状，表面有裂痕	看上去像一根玉米棒
4型	像香肠或蛇一样，表面很光滑	看上去像一根香肠
5型	断边光滑的柔软块状（容易排出）	看上去像一堆鸡块
6型	粗边蓬松块，糊状大便	看上去像一碗稀饭
7型	水样便，无固体块（完全呈液体状）	看上去像一摊肉汁

37 早产宝宝如何计算矫正月龄

早产儿矫正月龄的计算方法，是宝宝的实际年龄加上 40 周，再减去胎龄。正常情况下应该 40 周出生，如果是 36 周出生，和 40 周之间相差 4 周，在出生 1 个月时应该是 1 个月的月龄，但是因为提前出生 4 周，所以用 1 个月的月龄减去 40 和 36 的差值（4 周），时间就是 0。相当于出生 1 个月时，宝宝实际上是刚出生的状态。

如果是 32 周的早产儿，和 40 周之间相差 8 周，在出生 4 个月时，应往前减掉 8 周，所以实际年龄 4 个月时，矫正月龄应该是 2 个月。对于早产儿而言，因为出生时比足月儿小，出生之后需要有追赶性生长，必要时要用特殊奶品。一般先要追赶上矫正月龄的体重，包括智能发育的情况，然后再去追赶实际月龄。总体而言，如果孩子能够追上矫正月龄，则可以达标。早产儿在 2 岁之内能够追上实际月龄相对更好。

38 早产宝宝要特别注意什么

早产宝宝出生后体质相对较差，机体免疫力低下，各器官发育不成熟。

呼吸方面，大部分早产儿的肺部在母亲子宫里未发育完善，因此在日常要注意宝宝的呼吸情况，观察患儿是否出现呼吸费力、呼吸急促、皮肤发青发紫等症状。

喂养方面，早产儿的胃肠道功能比较弱，需要精心喂养，最好采取母亲亲喂的母乳喂养方式。早产儿母亲母乳中的营养成分配比是针对早产儿的，能充分满足早产儿的营养需求，有利于早产儿的消化吸收，同时母乳还能提高早产儿免疫力，尤其是母亲的初乳，对早产儿的健康成长非常重要。

保暖方面，早产儿因体温调节中枢发育不成熟，体温相对不容易保持稳定，他们对温、湿度的要求很高，需要定时测量宝宝的体温是否过高或过低。

环境方面，早产儿与健康新生儿相比，比较弱小，也需要更长的睡眠时间，因此需要给他们一个安静的环境来保证其充足的休息和睡眠，满足身体发育成长的需要。

早产宝宝大多都缺乏安全感，需要家庭参与式护理，可采用皮肤接触的袋鼠式护理法，能更好地刺激早产宝宝触觉神经和大脑的发育。

第 2 篇

学一学

这样吃才长磅

　　宝宝从出生到 3 岁时的母乳喂养、辅食添加、合理膳食和饮食行为培养是生命最初 1000 天中的重要阶段，科学良好的喂养有利于促进健康，为其一生发展奠定良好基础。这阶段的喂养包括两个阶段：以母乳或其他乳类为主要食品的哺乳阶段；在乳类之外引入其他食品的过渡阶段。

　　母乳是宝宝理想的天然食物，不但可以提供优质、全面、充足和结构适宜的营养素，满足宝宝生长发育的需要，还可以完美地适应其尚未成熟的消化能力，同时促进器官发育和功能成熟。母乳喂养是全球范围内提倡的宝宝的健康饮食方式。0 ～ 6 个月宝宝应纯母乳喂养，6 个月以上宝宝可以适时合理添加辅食。

　　生后 2 周是母乳喂养的关键时期。如果顺利分娩，母子健康状况良好，宝宝娩出后应尽快吸吮母亲的乳头，刺激乳汁分泌并获得初乳。开奶越早越好，产后 1 小时内应帮助新生儿尽早实现第一次吸吮，这对成功建立母乳喂养十分重要。

　　宝宝生后 2 ～ 7 天内，喂奶次数较多。未满月的宝宝胃容量很小，吸入的奶汁少，一般按需喂养即可，足月儿喂哺间隔不应超过 3 小时，早产儿喂哺间隔不应超过 2 小时。母乳中含有 88% 的水分，所以正确、充足的母乳喂养可以保证 6 月龄以内宝宝对水的需求，不需额外补充水分。随着生长发育和胃肠道功能逐渐成熟，出生后

2 ～ 4 周的宝宝单次吸入奶量逐渐增加，哺喂间隔应相应延长，帮助宝宝慢慢建立自己的进食规律。

生后 3 个月内的宝宝应遵循按需喂养原则，当宝宝有饥饿表现，即出现不安、张嘴、觅食动作时应及时哺喂，不强求喂奶次数和时间，一般 24 小时喂哺次数为 8 ～ 12 次，每次喂哺时间 10 ～ 45 分钟不等，因人而异，平均在 15 ～ 20 分钟。

4 ～ 6 月龄的宝宝可定时喂养，每 3 ～ 4 小时一次，每日 6 ～ 8 次，并逐渐减少夜间哺乳，培养宝宝夜间连续睡眠的能力。但这方面有个体差异，需区别对待。

 ## 2 怎么判断新生儿是否吃饱

（一）宝宝为什么容易饿

1 岁以内的宝宝胃容量各不相同。宝宝出生后 1 ～ 2 天，胃容量为 7 ～ 13 毫升；出生后 3 ～ 6 天，胃容量为 30 ～ 60 毫升；出生后 7 天 ～ 6 个月，胃容量为 60 ～ 90 毫升；出生后 6 个月至 1 岁，胃容量为 90 ～ 480 毫升。而胃的排空时间：水排空需要 1 ～ 1.5 小时，母乳排空需要 2 ～ 3 小时，牛乳排空需要 3 ～ 4 小时。所以宝宝平均 2 ～ 3 小时就需要喂一次奶。

（二）如何判断宝宝是否饿了

我们先来了解一下宝宝饥饿时的表现。初期宝宝会动来动去，嘴巴发出声音、舔嘴唇、嘴巴如吸吮般张开、闭合、伸舌头、吸吮手指、手、脚趾、玩具或衣服；中期时无论谁抱着宝宝，宝宝都要趴在胸前，如果妈妈来到宝宝身边，宝宝的眼神会渴望妈妈来照顾他，伸手伸腿，如果抱着宝宝，宝宝会拍打妈妈的手臂和胸部并且烦躁不安、呼吸急促、哭泣；到了晚期宝宝就会大哭，头转向一边又转向另一边反复转头，皮肤变红，这说明宝宝已经非常饿了。

（三）宝宝喝奶多久才算吃饱了

首先，妈妈要有准确的哺乳姿势。妈妈可以用最舒服的体位抱着宝宝，但无论采取何种体位，都要让宝宝的头和身体呈一条直线，使宝宝身体贴近妈妈，头和颈部得到支撑，脸尽量贴近乳房，鼻子面向乳头，妈妈可以看着宝宝的表情。一般妈妈可以背靠沙发坐着或坐在直背椅子上给宝宝喂奶，使用哺乳枕或者在膝盖上垫一个枕头，这样妈妈在喂奶时手臂才有支撑。其次，宝宝的衔乳方法也要正确。妈妈可以使用 C 字形握法托起乳房，用乳头轻触宝宝的下嘴唇，刺激其吸吮反射，当宝宝张大嘴时，快速并轻柔地将乳头（包含部分乳晕）递到他嘴里。如果宝宝嘴巴张大且嘴唇外翻，有规律并且深深地吸吮，间隔很短，可以听到他有规律的吞咽声，吃完后表情满足而放松，则说明宝宝的吸吮是有效的。一侧乳房吃10～15分钟，大概为八成饱，两侧乳房需要20～30分钟。宝宝一旦吃饱，有节律地吞咽声会明显变小，然后宝宝会自己放开乳房，表情满足且有睡意，可能还会有溢奶吐奶的表现。妈妈也不用紧张，这是宝宝吃饱了的表现。

3 宝宝吐奶的预防和应对

新生儿出现吐奶，常常令家长们忧心忡忡。究竟是什么原因造成宝宝的呕吐呢？新生儿时期除了喂养不当会导致新生儿溢奶外，许多因素尤其是内、外科的疾病都和新生儿吐奶有关。

（一）宝宝呕吐的危害

由于新生儿吐奶常常是严重疾病的早期表现，而频繁呕吐除了直接影响营养的吸收外，还可能会引发脱水、酸中毒等代谢紊乱的症状，尤其是新生儿吐奶常常是吸入性肺炎和窒息的直接原因。因此，对于新生儿的呕吐，明确其病因是最为重要的。

（二）宝宝呕吐了怎么办

护理的方法主要是体位治疗。首先，要清理呕吐物，防止呕吐物再吸入引起窒息；其次，应该将宝宝放置为侧卧位，脸朝向一侧。用圆而薄的靠垫垫在宝宝颈部与背部之间，可以使宝宝自然保持侧头的状态，同时将宝宝的头抬高 30°；密切观察宝宝的表现。发生呕吐后，切不可马上再次哺乳。

（三）如何减少宝宝发生呕吐

从喂养的量上预防，少量多餐，适量喂食，切勿过多；从喂养的速度上预防，慢速喂食；从宝宝情绪上预防，注意喂养时保持宝宝心情平静，在喂食之后，不要让宝宝有激动的情绪，也不要随意摇动或晃动宝宝。喂奶后将宝宝竖抱，轻其拍背，帮助宝宝将咽下的空气排出。

总之，宝宝呕吐时，父母一定要尽量避免宝宝窒息，随后要判断可能引起呕吐的原因。由于呕吐和多种新生儿疾病之间有着必然的联系，如宝宝出现反复呕吐，呕吐物呈血性、咖啡样、粪渣样，或呕吐量变大，在没有把握的时候，请一定到医院就诊，及时明确呕吐的原因，避免意外的发生。

 如何给宝宝补充营养元素

妈妈们都知道要给宝宝补充营养元素，但是具体怎么补充，补充哪种营养元素，很多新手妈妈还是一头雾水。根据《婴幼儿喂养与营养指南》我们可以把营养素分为：维生素，包括维生素 A、B_1、B_2、C、D 及叶酸等；矿物质，主要包括钙、铁、碘、锌；还有蛋白质、脂肪、碳水化合物等。因此，无论是母乳喂养的宝宝，还是配方奶喂养的宝宝，都需要补充营养元素。

第一个补充的营养素就是维生素 D_3。新生宝宝从出生后 15 天就可以补充维生素 D_3，补充量为 400 国际单位 / 天。维生素 D_3 可以促进肠道对于钙、磷的吸收和代谢，有助于宝宝骨骼及牙齿的生长发育，预防佝偻病。

同时宝宝骨骼、身高、智力的快速发育都离不开钙。0～6个月宝宝的钙摄入量应为 200 毫克 / 天，7～12 个月为 250 毫克 / 天，1～3 岁为 600 毫克 / 天。严重缺钙可能会引起手足搐搦症。当宝宝可以添加辅食的时候，就可以在辅食中添加含钙量高的食物，如虾皮、乳制品等。

铁是人体内含量最多的一种微量元素，但缺铁性贫血目前仍然是世界性的营养问题之一。4 个月以上的宝宝就需要补铁了。母乳喂养的宝宝，易激惹、爱哭闹的宝宝要注意是否缺铁。《中国居民膳食营养素摄入量》目前推荐 0～6 个月的宝宝铁的摄入量为 0.3 毫克 / 天，7～12 个月宝宝的铁摄入量为 10 毫克 / 天。一般来说，动物性食物含铁量高于植物性食物，并且维生素 A 及维生素 C 有助于人体对于铁的吸收。

说到帮助铁吸收的维生素 C，人体是不能自行合成的，所以宝宝需要通过食物来补充。0～6 个月的宝宝吃的母乳或配方奶中含有一定量的维生素 C，所以暂时可以不需要补充，6 个月至 3 岁的宝宝建议补铁 40 毫克 / 天。

锌在儿童营养和生长发育中发挥着重要的作用，宝宝缺锌可能会出现生长发育不良，偏食异食，免疫力降低等。6 个月内的宝宝暂不推荐额外补充锌,6 个月至 1 岁的宝宝推荐补锌 3.5 毫克 / 天,1～3 岁的宝宝推荐补锌 5 毫克 / 天。

如果孩子真的出现了挑食、偏食，导致摄入的营养不均衡，出现免疫力低、睡不踏实等情况，那就需要给孩子补充复合维生素了。

有些妈妈还会问，宝宝需要补充益生菌吗？益生菌能帮助调节肠道的微生态平衡，改善宝宝腹泻、便秘、湿疹、过敏的一些症状，但是也要选对菌株才能起到相应的作用。所以，家长需要根据宝宝不同的情况选择合适的益生菌。益生菌一般是早上空腹或晚饭前吃比较好。

每个宝宝都需要不同的营养元素来保护身体健康，促进生长发育，家长也要记住过犹不及的道理，一定要针对每个宝贝的不同需求来补充各类不同的营养元素。

 过敏宝宝如何进行辅食添加

添加辅食是宝宝的饮食从液体逐步转化为固体的一个特殊而重要的过程，这个过程普遍都会在宝宝 6～24 月龄完成。开始添加辅食的时间为宝宝 4～6 个月的时候，但是对于过敏宝宝来说，辅食又该怎么添加呢？

过敏宝宝的家长可能会因为害怕出现过敏反应而延迟辅食添加的时间，那样可能会影响到宝宝的营养均衡。因为 6 个月以上的宝宝需要更多的营养和热量，单一的母乳或奶粉很难满足他的营养需求。所以，过敏宝宝的辅食添加时间不需要延迟，正常开始即可。

开始添加辅食后，每一种食物都要单独添加，在确定食物已经安全和耐受之前不要把几种食物混合在一起给宝宝吃，否则宝宝出现过敏反应时，就很难分辨出哪种食物才是过敏原。每添加一种新食物要观察 3～4 天的时间，因为过敏有速发反应和延迟反应，有些延迟反应要到 72 小时左右才会发生。另外在打疫苗的一周之内或者宝宝生病期间尽量不要尝试给宝宝添加新的辅食，因为免疫系统在这段时间都在比较紧张和亢奋的状态，新食物的添加容易激起免疫系统的过度反应，而且万一出现症状之后家长可能没法判断是生病的症状、疫苗接种后的反应还是食物过敏症状。

过敏宝宝的辅食添加顺序是什么样的呢？是先吃米粉还是先吃菜泥，可以先吃肉泥吗？绝大多数宝宝在添加辅食的时候一般会先从米粉开始，其实这是一种约定俗成的做法，完全是基于经验的常规操作，但是也有对米粉过敏的宝宝，他们就只能停止在大米这一步了吗？当然不是，其实米、蔬菜、肉类，并不是一个前后的顺序而是一种并列的关系。如果宝宝对米粉过敏，我们大可以尝试一下菜泥，甚至是肉泥。每个宝宝的个体差异是很大的，所以没有一个百分之百正确的辅食添加顺序。

虽然过敏宝宝添加辅食的顺序可能大相径庭，但是辅食制作方法还是有三大共通点的。第一点，刚开始添加辅食的时候一定要将食物煮熟。第一阶段在宝宝 6 个月时，所添加的泥糊状的辅食不管是米糊、菜泥，还是肉泥，都要煮熟后打成完全无颗粒的糊状。煮熟的过程会破坏食物原有的蛋白结构，所以可以降低致敏强度。第二阶段是在宝宝大约 7 个月的时候，要将煮熟的食物做成糊糊里带有软软的小颗粒，这个时候也可以给宝宝添加一些生的蔬菜或水果。第三阶段在宝宝八九个月时，可根据宝宝的自身发育情况尝试一下软的块状食物，这个阶段注意不要呛到和噎到宝宝。第二点，给 1岁以内的宝宝添加辅食时不要给他吃成人的深加工食品。因为成人食物中有很多的食品添加剂，一些宝宝可能对食品添加剂过敏，如果吃成人的食物宝宝过敏了，你也很难判别是对食物过敏还是对添加剂过敏。第三点，肉类的补充很重要。铁元素对于宝宝来说很重要，而且最好吸收的铁元素是肉类中的血红素铁。在添加肉类时首先一定要煮熟，然后一定要打成细碎的肉糊才更有助于消化和吸收。

家有过敏宝贝，家长添加辅食要更细心，更有耐心，花更多心思。

⑥ 宝宝的睡眠、睡姿和枕头

睡眠期间，宝宝的身体会分泌生长激素，促进宝宝的生长发育。宝宝的睡眠出现问题，不仅对宝宝的生长发育有很大的影响，还对宝宝的智力、学习能力、情绪行为甚至是免疫功能都会有一定的影响。所以，让宝贝睡个好觉，才能促进宝贝健康成长！

0～3岁宝贝的睡眠每个阶段都有各自不同的特点，新手爸妈只有了解了宝贝睡眠的特点，才可以解决宝贝们的睡眠问题，也可以帮助宝贝养成一个良好的睡眠习惯，促进宝贝的生长发育。

新生儿每天会睡18～20小时；2～3个月的宝宝已经开始可以自己入睡了，每天平均睡16～18小时；4个月的宝宝的平均睡眠时长是每天15～16小时，白天的时候会睡2～3觉，每次1～3小时；6个月的宝宝每晚平均睡眠时长大约为12小时，通常白天上下午各有一次小睡，每次1～2小时；9个月的宝宝在晚上会睡11～12小时，通常会在白天睡两觉，上下午的小睡时长常是1～2小时；1周岁的宝贝每晚会睡10～12小时，然后在白天再睡两觉，每次1～2小时；

2 岁以后的孩子的睡眠规律和成人一致，能养成早睡早起的好习惯；3 岁大的孩子通常每天需要睡 12 小时，其中晚上要睡 10 ～ 11 小时，白天要睡 1 ～ 2 小时。

除了了解宝贝所需要的睡眠时间，父母们还要给宝贝创造一个安全、安静的睡眠环境，并且要帮助宝贝养成一个良好的睡眠习惯，睡前不要过于兴奋而造成难以入睡，逐步培养宝宝独立入睡的能力。

不同年龄的孩子，健康睡眠的"准则"不一样，每个孩子都是一个不同的个体，要帮助孩子养成一个好的睡眠习惯，爸爸妈妈们不仅要掌握好"准则"，也要懂得"变通"。父母应熟知自己宝贝的睡眠规律，并在宝宝的不同生长阶段做出相应调整。让我们一起守护宝贝的睡眠，让宝贝们健康成长吧。

如何帮助孩子的视觉发育

宝宝的眼睛在胚胎发育初期便开始生长发育，新生儿在出生后即有光感，1 ～ 2 周的宝宝对强光有闭眼反射，瞳孔对光有反应。新生儿只能在 15 ～ 20 厘米距离有清晰的视觉，在安静时的清醒状态下有短暂的注视能力。

宝宝大脑的发育与视觉发育是紧密相连的。在大脑发育的黄金期里，激发宝宝的视觉发育也是很重要的。

刚出生一个月内的宝宝只能看到光和影，但是大脑还不能处理这些影像，这个阶段的宝宝喜欢黑白色以及对比强烈的图案，最喜欢看人脸。1～3个月的宝宝能认真地观察人脸，眼睛能够跟随移动的物体，能辨别出一定距离内熟悉的物体和人。在这个阶段，可以在宝宝眼前20～40厘米处放些黑白对比强烈的玩具或者卡片。4个月的宝宝视力会得到大幅度提高，这时候可以给他看看新的形状、颜色的物体。这个月龄的宝宝的视力范围逐渐扩大，到7个月左右，宝宝的视力基本接近成熟。4～7个月的宝宝能注意到物体的细微差别，也能迅速地跟着移动物体的运动轨迹去看，这时在宝宝床头悬挂床铃，用各种颜色鲜艳的物体吸引他的注意，可以很好地刺激其视觉发育。1～3岁宝宝的视觉由二维向三维转化。孩子能行走后，对上下、前后、左右、远近等空间概念会有更多的认识。这个时候可以训练孩子的三维视觉能力，可以准备一些拼插类的玩具、镶嵌式的玩具，激发孩子的想象力。

孩子的视觉也是需要锻炼才能提升的。适当地进行训练，进行早教，对孩子视力的提升以及大脑的发育非常有益，会让孩子的世界更"睛"彩。

8 如何给宝宝做听力测试

各项研究表明，在母亲孕6～7个月时，宝宝的听觉系统就已经发育得很好了，能区别声音的类型、强弱、声调的高低等，甚至有的宝宝已经可以分辨声音的方向。宝宝出生后，医院会做听力测试，爸爸妈妈可以用以下的方法来观测宝宝的听力状况。

在安静的环境中，宝宝在觉醒状态时，大人用自制的能发出声响的小盒子或玩具，在距宝宝右耳 10 ～ 15 厘米处轻轻摇动，宝宝会对声音有反应。他们会先转动眼睛，再向着声音发出的方向转动头部。可以重复以上动作，直到宝宝有明显的转头动作，然后再在宝宝左耳边重复以上动作，宝宝的头和眼又会转向左方。

如果宝宝对器物的声音反应不明显，那么还可以尝试让宝宝听爸爸妈妈的声音。同样在安静的环境中，宝宝在觉醒状态时，不让宝宝看到人的情况下，在距离宝宝右耳 10 ～ 15 厘米处，轻轻地不断呼叫并说话，如"宝宝，来转过来看看妈妈／爸爸！"宝宝的眼和头会慢慢转向说话的人，并亲热地看着他，脸上显出高兴的样子。同样在宝宝左耳旁说话，宝宝也有同样的反应。

以上两种方法不仅是测试，也是对宝宝听力的锻炼，还可以促进亲子关系健康发展。如果宝宝对以上两种测试持续没有反应，需要带宝宝去医院进行听力的检查。

9 抓住黄金成长期，让孩子长得更高

身高是指从头到足底的垂直距离。由于 3 岁以下的孩子站立时难以测量准确，所以应采取仰卧位测量，测得的结果为身长。

婴幼儿期和青春期都是孩子的黄金生长期，尤其是婴幼儿期。宝宝出生时候的身长约 50 厘米，生后 6 个月身长增长得最快，前 3

个月每月平均增长 3.5 厘米，3～6 个月每月平均增长 2.0 厘米，6～12 个月每月平均增长 1.0～1.5 厘米。这里还要提醒各位爸爸妈妈，宝宝的身长受种族、遗传以及性别的影响，个体间的差异较大，我们千万不能因为测量结果比标准的平均数稍低而焦虑不安，而应参考身高百分位曲线图。

宝宝在黄金生长期，其身高处在一个连续的动态变化过程中。黄金生长期的生长状况是下一阶段生长的基础。如果在此期间膳食不当、营养不良，不能摄入足量的钙，势必影响生长发育。所以，家长在宝宝的黄金生长期一定要做好以下几个方面。

（1）运动。多让宝宝到室外活动。阳光能促进机体维生素 D 的生成，而维生素 D 有利于钙的吸收，能促进身高增长。爸爸和妈妈可以给 1 岁以内的宝宝做一些宝宝操、按摩抚触等被动运动，还可让宝宝趴在地毯或泡沫板上，做些抬头、翻身、爬行等运动，或玩些拉腕坐起、弯腰拾物、滚球、爬着追球等游戏。1～2 岁的宝宝，可进行走、跑、跳跃、上下台阶、扔球和投沙包等运动，玩一玩捡树叶、堆沙子、踢球等游戏。2～3 岁的宝宝，可以做跑、跳、攀登、上下楼梯等运动，玩玩夹球跳、接抛球、踩影子、金鸡独立等游戏。爸爸妈妈应把运动与游戏结合起来，这样既能增加孩子们的运动兴趣，又能增加他们的运动协调能力。

（2）睡眠。绝大部分生长激素是在夜间熟睡状态下分泌的，深睡眠时间越长，生长激素分泌的量就越多。孩子要早睡，因为生长激素分泌最旺盛的时间是从晚上 10 点至半夜 2 点。家长不要让孩子超过 10 点睡觉。小学生最好在 9 点半前上床，每天保证 8 小时的睡眠时间。也有研究表明，入睡和起床的时间较为固定，有规律、稳定的睡眠周期的孩子，其生长激素的分泌时间比入睡早、睡眠足但作息不规律的孩子要长，所以爸爸妈妈要为宝宝规划良好的作息时间。

（3）营养。喂养刚出生的宝宝，首选还是母乳，母乳营养全面，易吸收。除了母乳，家长还要及时为宝宝添加辅食。添加辅食要遵循辅食添加的原则，使宝宝均衡地摄入营养。

及时补充钙。钙是骨骼成长的基础，如果我们不能从膳食中经常摄取身体所需的钙，血液和软组织中的钙不足，身体就会从骨骼中去摄取钙，从而导致骨骼中的钙含量不足，最后会引起骨质疏松、椎骨变形、脊柱弯曲。孩子的骨骼得不到充足营养，当然就无法正常生长，更别提长高个儿了。所以除了让孩子从食物中摄取钙，爸爸妈妈还可以通过晒太阳给宝宝补钙。6:00~10:00 和 16:00~17:00 是晒太阳的好时间。晒太阳时，应遮住宝宝脸部，尽可能地暴露宝宝的皮肤。夏季让宝宝晒太阳的时间需要调整，应避免太阳直晒，防止晒伤。刚出生的宝宝晒太阳的时间不宜过长，可以从 5 分钟一次开始，慢慢加长时间。

同时要避免微量元素的缺乏。宝宝缺锌、缺铁会造成食欲下降及贫血，不利于生长发育。有很多爸爸妈妈误认为，多吃才能长得高、长得好，其实不然。研究表明，在饥饿状态下，脑垂体会分泌更多生长激素，可刺激儿童骨骼生长。因此，宝宝每餐吃八分饱就够了；同时营养过剩会让宝宝性发育期提前，造成性早熟。这样的孩子在一定年龄阶段可能比同龄人要高，至少不矮，但过早的骨骼发育，会导致骨骺在生长发育期之前提早闭合，最终导致孩子个子不高。

（4）疾病。它也是影响身高的一个关键因素。家长也要注意提高孩子的免疫力，如果孩子患有长期咳嗽、过敏性鼻炎等慢性病，需要及早治疗。

⑩ 宝宝的体温与衣物增减

宝宝的体温控制中枢发育不成熟，建议爸爸妈妈每天测量宝宝的体温，如果发现宝宝的体温出现了过高或者过低的情况，应当及时进行处理。那么宝宝的正常体温是多少？宝宝体温异常怎么办？

宝宝的体温维持在 36.5 ～ 37.5 摄氏度是正常范围，这个温度既能够保证宝宝正常的身体代谢，也能够使宝宝身体的耗氧量处于最低状态。刚出生的新生儿，体温调节功能比较差，当周围的环境或者温度出现变化时，就有可能造成新生儿体温过高或者过低。如果宝宝体温低于 36.5 摄氏度，爸爸妈妈一定及时给宝宝保暖。在日常也要经常触摸宝宝的四肢，如果发现宝宝手脚冰凉，一定要及时增添衣物，也可将宝宝抱入自己的怀中，以自己的体温为宝宝保暖。在采取一系列措施后，宝宝的体温仍不见增高，应当及时去医院就诊。当宝宝的体温高于 37.5 摄氏度，低于 38.5 摄氏度时，爸爸妈妈可以采取物理降温的方式给宝宝降温。例如，把衣物敞开或减少衣物；在头部下方垫冷水袋；在腋下等大动脉处放置冷水袋。如果体温高于 38.5 摄氏度，可以给宝宝口服一些小儿退烧药物降温，如果服用退烧药物没有效果，应当去医院进行详细的身体检查，以明确病因，对症治疗。

爸爸妈妈在日常也要做好育儿环境维护，如调节好室温，使室内空气新鲜，温湿度适宜。在冬天，有空调或其他取暖设备的家庭，要定期开窗通风。宝宝吃奶或哭闹时也可以使体温升高，应适当避免让宝宝哭闹，减少衣被，以不出汗为宜。我们还要注意观察宝宝的冷暖反应，若孩子身上发凉，面色发青，体温低于 36.5 摄氏度，应加强保暖；若孩子哭闹，挣脱包被，手臂伸出被外，面部有汗，鼻尖额头湿黏，应适当减少衣被。冬天南方地区家长给宝宝沐浴时要提前打开空调，空调达不到合适温度时可加用取暖器等供暖设备，衣物也可以提前预热。宝宝如果体温持续偏低，很有可能是因为某些疾病造成的，应及时送医院就诊。

 ## 怎样改善宝宝的鼻塞、呼吸不畅

宝宝鼻塞有两方面的原因，一方面是疾病引起的，同时还会伴有头疼、发烧等症状，需要及时去医院就诊。另一方面是由于某种原因导致的鼻腔阻塞。尤其是新生的宝宝，身体正处于发育的阶段，鼻腔比较狭窄，腔内的组织比较薄弱，遇到冷空气就容易水肿、充血，也可能会出现鼻塞的现象；当鼻腔内有异物时，也会有鼻塞。

宝宝鼻塞，睡觉的时候会比较烦躁甚至会哭闹，这是因为当他们躺着的时候，鼻塞的症状会更严重，呼吸更加困难，因此，爸爸妈妈可以让宝宝枕较高的枕头，抬高他们的上半身，这样能够使宝宝感到舒服一些。当然抬高上半身，只能暂时缓解身体的不适，妈妈可以用生理海水滴鼻剂，只要根据说明书的指导往宝宝的鼻子里适量地滴几滴，能够有效地清除宝宝鼻腔内的分泌物，让宝宝的鼻腔保持畅通。我们还要及时清除宝宝鼻子里的干痂。宝宝鼻子中的液体分泌物，如果没有及时清除，就会形成干痂，阻塞在鼻腔中，影响宝宝的呼吸，因此，妈妈要经常清理宝宝的鼻涕。如果已经形成干痂，同样可以用生理海水滴鼻剂适量地滴几滴，软化干痂，使其排出。宝宝鼻塞会导致呼吸困难，严重影响宝宝的吃奶和休息。妈妈可以用温热的毛巾敷在宝宝的鼻腔部位。温热的毛巾会使鼻腔的黏膜遇热收缩，鼻腔中的干痂也容易软化、排出，能够暂时缓解宝宝鼻塞的症状。妈妈在给宝宝热敷的时候，要注意温度不要过高。如以上措施不能缓解宝宝鼻塞，建议去医院就诊。

12 张口呼吸会给宝宝带来哪些危害

宝宝张口呼吸是因为鼻腔堵塞，无法通过正常鼻腔呼吸，只能通过张口呼吸而改善通气功能。长期张口呼吸，空气未通过鼻腔黏膜的加温、加湿，直接进入上呼吸道，容易引起上呼吸道感染。

宝宝张口呼吸，很容易将空气中的细菌及微生物吸入身体内。特别是在宝宝睡觉时，咳嗽反射不敏感，身体不易及时地排出气管分泌物。这就很容易诱发口腔疾病和呼吸道疾病。

张口呼还会导致宝宝睡觉打呼噜。打呼噜会降低宝宝的睡眠质量，扰乱睡眠过程中的正常通气，导致低氧血症，从而导致宝宝注意力不集中、容易犯困、好动等问题。

长时间张口呼吸的宝宝往往牙齿会排列不齐，上牙弓的狭窄也会抑制下颌向前生长，同时嘴巴周围可能有凹陷变形。这就会导致宝宝出现咬合异常，从而影响孩子的咀嚼能力。宝宝咀嚼能力降低，还会影响身体对营养物质的吸收，进而影响宝宝的健康成长。

同时这种情况还会导致"腺样体面容"，产生唇厚而外翻、人中短翘等变化，影响宝宝的颜值。

所以，爸爸妈妈们快点重视起来吧！宝宝张口呼吸是长期形成的不良习惯，对宝宝来说百害而无一利！

13 宝宝到底能不能吹空调

不管是新生儿还是婴幼儿都是可以用空调的，环境太热或者太冷、湿度太大，对孩子的身体都没有好处。不过，使用空调时，需要注意以下几点。

（1）温度：控制在 26 ～ 28 摄氏度。这个温度是指室内的实际测量温度，而不是空调上显示的温度。空调的制冷、制热效果受房间大小、机器功率的影响很大。可以在宝宝房间放一个独立的温度计来监测室内的温度。宝宝的体温调节能力远不及成人，外面的气温太低、室内的温度太高，宝宝经受一冷一热的刺激，就容易感冒。大人进门就吹空调，也会有种不适感，小宝宝更需要有个短时间的过渡。

（2）湿度：室内湿度应保持在 60% ～ 70%。一旦长时间开空调，屋里就会变得非常干燥，因此建议家长在空调房里开加湿器。在空调房内，宝宝容易口干舌燥，所以应及时给宝宝补水。6 个月以上的宝宝可少量多次地增加喂养次数，6 个月以上开始吃辅食的宝宝，可以规律地喂点儿水。

（3）风向：控制空调出风的风向，不要对着宝宝直吹。

（4）开窗通风：密闭的空调房容易滋生细菌。长时间密闭房间，会使室内的二氧化碳浓度过高，也会影响宝宝的健康。每天 1 ～ 2 次，每次保证不少于 20 分钟的开窗通风，可以提高室内的空气质量，让宝宝更舒适。

（5）定期清洗空调：长期不清洁附着在空调里的灰尘，容易导致空调病。特别是空调滤网上的毛屑、粉尘等被反复吹到空气中，还可能引起尘螨过敏。

（6）不要频繁地开关空调：有些宝妈对宝宝的护理特别细致，觉得宝宝有情况就立即开关空调。其实空调频繁地开关反而会使宝宝不舒服，因为没有适当的过渡期，宝宝反而不能适应。

14 有宝宝后还能养宠物吗

养宠物是一件非常费时间的事情。宝宝出生后，爸爸妈妈大多数时间是要花在宝宝身上的。如果你没有足够的精力，最好不要轻易养宠物。同时，宠物都难免携带着一定的细菌。爸爸妈妈要小心了，一定要确保自己家的宝宝不发生过敏。如果家里养猫和狗，要确保它们的行为安全和身体健康。当然，如果家里已经有宠物，我们也不提倡扔掉或送人，建议先寄养在宠物店或朋友家里，等过了这段时间再带回来。建议等到孩子懂事时再开始养宠物，比如孩子五六岁以后开始养，那时孩子也明白事情了，什么话都会说了，宠物陪着孩子一起长大，孩子也有能力控制住宠物，对双方都是一件好事。

以上说的都是不利的一面，让我们再来了解一下养宠物能为我们的宝宝带来什么好处。

研究发现，相比兄弟姐妹，儿童通常与宠物的关系更密切。尤其在中国。现在很多家庭都是独生子女，宠物对于宝宝来说，是一个很好的玩伴与情感慰藉。动物都有天然的治愈力，尽管动物听不懂宝宝在说什么，但孩子们依然会向动物寻求安慰。陪伴孩子，让孩子不孤单是养宠物最大的好处。家里有宠物有利于帮助孩子建立健康的人际关系。研究表明，有牢固宠物关系的儿童比较善于帮助、分享和合作。儿童在的成长过程中需要充足的关注和认可，而宠物就可以做到这一点，从而有利于提高孩子的自尊心和自信心，培养孩子的社交能力。同时，喂养照顾宠物也可以培养孩子的责任心。

那如何做到安全地饲养宠物？我们需要注意哪些方面？

首先宠物的卫生安全是底线。这也是保证宝宝们的卫生和安全的前提条件！必须给宠物打疫苗、杀虫，确保宠物是健康干净的，不会传染疾病给孩子。其次要做好孩子的个人卫生维护工作。在每次和宠物亲密接触前和亲密接触后，都要让孩子洗手。最后要教会孩子和宠物相处的方式，有时候孩子因为不懂宠物的习性，会无意识地做出可能激怒宠物的举动而被袭击。为了安全起见，爸爸妈妈最好不要让宝宝与宠物单独在一起，宠物和孩子玩时，家长都必须在边上盯着。

15 这样做才能保护好宝宝的皮肤

小宝宝的皮肤红润细腻，十分惹人喜爱。怎样使宝宝皮肤保持健康，是爸爸妈妈十分关心的问题。宝宝皮肤下面的血管很丰富，表皮薄，因此，有时会泛出淡淡的玫瑰色，也正是这个缘故，使得宝宝的皮肤具有较高的吸收和渗透能力。如果给宝宝用了含有大量化学物质的沐浴露和润肤露等产品，会使宝宝的皮肤和身体不适。宝宝的皮肤还是个重要的呼吸器官，担负着一部分气体交换的任务。如果皮肤不清洁，这条气体交换的通路就会被阻塞。

保护宝宝的皮肤，就要保持皮肤清洁。而保持皮肤清洁最好的办法，就是经常给宝宝洗澡。宝宝出生时，皮肤表面有一层灰白色的胎脂，不必洗去，它会自行吸收。洗澡和换衣是保持皮肤清洁的两种方法。待宝宝脐带脱落后，可以盆浴，原则上应每天洗澡一次，使用正确的洗澡方式洗澡。脐带未脱落前，要注意宝宝肚脐处有无渗血、渗液，有无臭味，如有异味应及时去医院就诊。脐带脱落后，应保持局部清洁和干燥。

爸爸妈妈也要经常抱宝宝到户外进行日光浴。适当的日光浴能使皮肤更健康，并且能增加免疫力。

　　宝宝的衣物除了材质合适、大小合适以外，还要厚薄合适，过热与过冷都会导致宝宝皮肤损伤。一些家长怕孩子冻着，常给宝宝穿很多衣服，这样会使宝宝过热，甚至引起湿疹。

　　最后要及时给宝宝增加辅食。给孩子提供充足的营养是保持皮肤健康的重要条件之一。

16 怎样给宝宝洗澡才是正确的

　　给宝宝正确地洗澡不仅可以让宝宝皮肤保持清洁，而且可以预防因皮肤感染引起的全身感染。研究显示，婴幼儿烫伤多为热液烫伤，包括沸水、咖啡、热油等，所以正确地给宝宝洗澡，可有效预防洗澡引起的烫伤。

　　那怎么做才是正确的？宝宝的爸爸和妈妈可以按以下步骤给宝宝洗澡。

　　（1）环境准备。保持环境温度在 26 ～ 28 摄氏度（如温度达不到要求可使用空调和取暖器，并注意安全），还应关闭门窗，避免将宝宝放在风口，防止着凉。

　　（2）物品准备。清洗过的专用浴盆，盆内注入 3/4 水（水温 38 ～ 40 摄氏度），可以使用水温计测试温度；洗澡用的小毛巾、擦干用的大毛巾、更换的衣服（按顺序放好）；必要时使用沐浴露

（pH 值接近皮肤酸碱度或偏酸性）；合适的尿布、润肤油、棉签等。

（3）洗澡流程。再次测试水温。确认水温后，将宝宝放入水中。可以爸爸妈妈配合，一人抓住宝宝的手，一人给宝宝洗澡，给宝宝安全感。沐浴顺序：头面部（眼睛、耳朵、鼻子、嘴）→ 颈部 → 前胸（脐部）→ 双上肢（手心）→ 后背（要在双腋下支持宝宝）→ 臀部 → 双下肢；避免水流进眼睛及耳朵。沐浴后用准备好的大毛巾尽快给宝宝擦干，防止着凉。用棉签擦干脐部。用宝宝润肤油给宝宝全身涂抹，也可以进行按摩。给宝宝使用合适的尿布，并确保松紧度适宜（一指到二指宽）。轻柔地为宝宝穿好衣物。

（4）注意事项。非必要时不用沐浴液；注意水温及环境温度，防止烫伤、受凉；避免水流进眼睛及耳朵；洗完澡及时用大毛巾擦干，注意保暖。

17 如何给宝宝清洁口腔

口腔的护理须从小做起，长期不清洁容易滋生细菌，引发酸臭味、龋齿等问题。即使是新生儿也是需要清洁口腔的。

宝宝 6 个月左右萌出第一颗乳牙之前，建议家长在宝宝每一次喝完奶之后用双层纱布或指套刷蘸一点温开水擦拭宝宝口腔。这样做能帮宝宝清洁残留在口腔内的奶渍，维持一个良好的口腔环境；同时能让宝宝适应清洁口腔的感觉，为之后顺利过渡到用牙刷刷牙做准备。从第一颗乳牙萌出到上下四颗门牙未长齐的时候，父母还是应该用纱布缠绕手指或者指套刷蘸一点温开水擦拭宝宝口腔。当上下四颗门牙完全萌出后，就要给宝宝用牙刷和牙膏了。当牙齿完全长出后，指套刷就可以退出江湖了，可以直接使用牙刷和牙膏给宝宝刷牙了。

可以采用画圈圈的方式在牙面上来回清洁。

（1）给小月龄宝宝刷牙的时候，父母可以面对面坐好，以一个膝对膝的姿势，让宝宝躺在腿上。一位家长拉着宝宝的手，另一位家长托住宝宝的下巴并轻轻抬起，同时利用这只手固定住宝宝的脑袋，让他不要左右晃动。另一只手就可以给宝宝刷牙了。如果宝宝不配合，那么对面的家长除了拉住手还可以抱住双腿，摁住宝宝膝盖，有利于固定住宝宝的身体（见图 2-1）。当宝宝能够坐稳时，可以让宝宝面对镜子坐在椅子上，父母站在宝宝的后方，把宝宝的下巴抬起来，利用手臂固定住宝宝身体，另一只手给宝宝刷牙（见图2-2）。

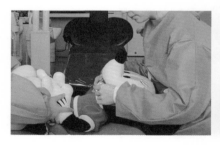 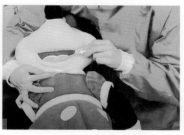

图 2-1　　　　　　　　　　　图 2-2

（2）当宝宝能够独立站时，则可以让他在小椅子上，父母依然是站在宝宝的后方，把宝宝的下巴抬起来进行刷牙。

为什么不建议与宝宝面对面进行刷牙呢？因为当你面对宝宝给他刷牙时，宝宝会不自觉地向后仰，容易出现重心不稳而倒下去的危险。同时，面对面看牙齿并没有从背后看得清楚。因此，刷牙时父母最好站在宝宝的后面（见图2-3）。

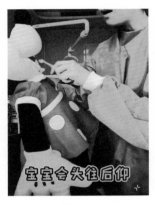

图 2-3

关于牙膏的选择，首选含氟牙膏。含氟牙膏的使用可以使龋齿的发生率下降24%。对于不会吐口水的宝宝，建议先选择不含氟的儿童牙膏，等他们会吐口水了就可以换成含氟的儿童牙膏了。有研究表明，即使宝宝会吐口水了，在每次刷牙的时候依然会把一部分牙膏吞下去，吞咽量可达每一次牙膏使用量的27%。因此，控制每一次牙膏的使用量十分重要。对于3岁以下的宝宝，每一次含氟牙膏的使用量为0.1克左右，约1个米粒大小相对比较安全。

口腔清洁及刷牙，是让宝宝获得良好的口腔环境的重要步骤，也是决定宝宝会不会得龋齿的一个关键因素。所以，父母应每天细致地、面面俱到地帮宝宝把牙齿刷干净，不要偷懒！

18 如何给宝宝一口好牙齿

宝宝在还没学会说话的时候通常都会用哭闹来表达自己的不适，所以父母要留意，宝宝在 6 个月的时候突然"情绪大变"，可能就是到了长牙期。这是因为牙齿萌出时对牙龈神经会造成刺激，宝宝的牙龈会有不适，宝宝会抓到什么咬什么。这时不要责怪宝宝，他只是通过用力咬来释放牙龈内部的压力，这会让他感到舒服。这时，可以使用由硅胶制成的牙齿训练器，让宝宝放在口中咀嚼，以锻炼宝宝的颌骨和牙床，使牙齿萌出后排列整齐。另外，第一颗牙的萌出会刺激牙龈神经，引起唾液腺分泌增加，使得宝宝总在流口水。这都说明宝宝要长牙了！父母应准备一块干净的棉布及时帮宝宝擦掉口水，动作一定要轻柔，以免擦破嘴角皮肤，导致皮肤感染。

未长牙的宝宝，父母可以在其吃奶后用棉签蘸温开水帮宝宝清洗口腔黏膜，保持宝宝的口腔清洁。6 个月左右宝宝开始长牙，父母就可以开始给宝宝刷牙了。乳牙虽然到一定时间会换，但是同样需要保护。乳牙长得好才不会影响后面换牙期的换牙。

宝宝的排便习惯如何养成

　　排便是宝宝最基本的生活问题，培养宝宝养成良好的排便习惯也是个让家长头疼的大问题。

　　父母要先摸清宝宝每天大约什么时间排便，每次排便的间隔时间是多少。宝宝排便时间到了，父母就要格外注意，可以把宝宝抱到便盆前，并用"嘘嘘或嗯嗯"的发音使宝宝形成条件反射，久而久之宝宝一到时间就会有便意了。养成每天定时定点，固定排便的习惯，有利于宝宝排便规律的养成。

　　父母还要学会观察，弄清宝宝在排便前可能发出的特殊信号：有的宝宝会弯腰蹲下来，面部涨红，全身用力；有的宝宝会目光呆滞，表情慢慢变化；有的宝宝会压住大腿或捂住下体；有的宝宝会发出奇怪的咕哝声；还有的宝宝会抓自己的尿布；有的宝宝甚至喜欢躲在角落里。父母一旦看到信号，就应温柔地将宝宝引到便盆前对他说："要大便吗？坐在便盆上大便吧。"当宝宝及时主动地发出了排便信号并成功地大便后一定要及时表扬，这样宝宝就会将坐便盆与从父母那里得到爱抚和奖赏联系起来。时间长了，宝宝就会在排便前主动向家长发出信号。

　　每个宝宝都有自己的排便习惯，规律的养成也不是一蹴而就的。在规律养成过程中，父母要耐心陪伴宝宝，不要给宝宝造成心理压力和负担。整个过程要在轻松愉快的气氛下进行。另外，宝宝大便的次数和质地常常反映其消化功能的状况，父母对宝宝大便的质地、颜色和次数的观察，有助于早期发现宝宝消化功能的异常，为诊断疾病提供有价值的信息。

20 宝宝的屁屁红了怎么办

新生儿皮肤娇嫩，臀部包尿布的部位接触湿尿布的时间较长，大便、尿液均对皮肤有较强的刺激，很容易发生红臀，局部皮肤可出现红色小点，严重时皮肤甚至会糜烂破溃、脱皮流水。

保持臀部皮肤干燥、发现尿布湿了之后及时更换，可以有效预防新生儿尿布皮炎的发生。当空气湿度增高时，可增加更换尿布的频率。新生儿臀部表面如有干燥的大便，用湿纸巾难以擦除时，可使用葵花籽油等含有不饱和脂肪酸、亚油酸、亚麻酸的油剂清除干燥大便后，再用湿纸巾将臀部皮肤擦拭干净。葵花籽油已被证明可以加速皮肤屏障的恢复。

尿布性皮炎通常也与大便形状的改变有关。当发现宝宝大便次数增多、变稀的时候，要增加尿布的更换频率，避免皮肤与粪便和尿液长时间接触。每次宝宝便后可使用湿纸巾擦拭宝宝臀部，再使用柔软的布蘸温水清洁臀部皮肤并吸干表面水分，随后涂一层护臀膏，保护宝宝的皮肤。如果宝宝大便次数持续增多，伴有精神萎靡不振、吃奶量减少，甚至眼眶凹陷等，要应及时就医，配合治疗。如果宝宝经过护理后屁屁还是发红或者出现皮肤破损，也要及时就医，配合治疗。

给宝宝选择纸尿裤的时候，要选择质地柔软、透气、吸水效果好的纸尿裤，以保持臀部表面干燥。在选择纸尿裤的时候要注意自家孩子的体形，可以参照纸尿裤上提供的尺码选择合适的纸尿裤。

21 湿疹宝宝如何进行居家护理

宝宝湿疹是由遗传和环境因素相互作用并通过免疫反应途径所致的皮肤损害，是宝宝最常见的过敏性疾病之一。宝宝湿疹的发生率随全球过敏性疾病发生率的逐年上升而升高，在世界范围内，每100个宝宝中，有10～15个患有湿疹。湿疹严重影响宝宝的身心健康，给家庭和社会也会造成一定的经济负担。新生儿湿疹起病大多在生后1～3个月，6个月以后逐渐减轻（和混合喂养有关），1～2岁以后大多数宝宝可逐渐自愈。一部分宝宝的湿疹可延续至幼儿或儿童期，病情轻重不一。湿疹引起的皮疹多见于头面部，如额部、双颊、头顶部，以后逐渐蔓延至颊、颈、肩、背、臀、四肢，甚至可以泛发全身，初起时为散发或群集的小红丘疹或红斑，逐渐增多，并可见小水疱，黄白色鳞屑及痂皮，可有渗出、糜烂及继发感染。湿疹的病变在表皮，愈后多不留瘢痕。

在湿疹的护理方面，重点是要保持宝宝患部皮肤的清洁干燥。宝宝患湿疹期间，不用热水、香皂给宝宝洗脸洗澡，还要将宝宝的指甲剪短，睡觉时给宝宝戴手套，防止宝宝抓破患处。宝宝的衣服宜选择纯棉制品，如能避免接触致敏原，多数病情会好转。同时，可在医生指导下给宝宝的患处皮肤涂擦外用药，一般一周左右患处可脱痂，渐愈。应坚持给宝宝母乳喂养，并尽量持续母乳喂养至2岁，少吃或不吃易引起过敏的食物。母乳含丰富的溶菌酶、细胞因子甚至白细胞，都可促进宝宝免疫系统的成熟，有利于降低宝宝湿疹的复发率。室温不宜过高，否则会使湿疹痒感加重。在宝宝湿疹发作时，接种疫苗需咨询医生，以免引起全身反应。

22 如何让宝宝玩出大能力

　　0～3岁是人生的"黄金三年"，是人的认知、运动和语言等能力发展的关键期及敏感期。这一时期进行积极合理的运动，不仅有利于孩子健康水平和运动技能的提高，更对孩子今后身体和心理的全面健康发展有着事半功倍的促进作用。

　　0～3月龄的宝宝喜欢有人逗他玩、给他东西，遇到什么东西还想用小手摸一摸、放到嘴里咬一咬。这是宝宝探索世界的方法，也是新手爸妈与宝宝建立亲子间情感纽带的最佳方式。

　　4～6月龄的宝宝，身体活动越来越多，眼睛和耳朵的功能以及手脚的运动逐渐开始协调。宝宝需要更多的认识外部世界的机会和自由活动身体的环境，以便更好地掌握运动的技能和技巧，游戏就是帮助他们生长发育的最好的方法。

7～9月龄是宝宝爬行能力、抓握能力和感知力发展的关键时期。这一阶段家长应该把握时机，让宝宝在游戏中尝试爬行、抓握和感知，接触丰富多彩的事物，帮助宝宝发现自己的兴趣并掌握必要的本领。

10～12月龄的宝宝好奇心开始萌芽，四肢活动和手部精细动作发展迅速，能理解父母的话、表达自己的情感。游戏是这一阶段宝宝获得认知启蒙的最佳方法，既可以让宝宝接触到不同的新玩具，培养宝宝对外部世界的兴趣，又能让宝宝在游戏中更好地学习事物间的因果关系，学习更好地进行自我表达。

1～2岁的宝宝开始学会走路、尝试小跑，活动范围逐步增大。宝宝的部分活动可由室内向室外转移，可交替进行室内和室外活动。这一阶段的宝宝智能发展迅速，语言、思维和社交能力日渐提高，也开始逐渐养成自己的生活习惯和阅读兴趣。父母可以在每日的固定时间与宝宝进行亲子阅读，培养宝宝的专注力和耐心。

2～3岁宝宝的活动能力进一步加强，总是不停地跑、踢、跳、蹬，且具有足够的协调能力，可以同时完成两个动作。在保证安全的前提下，可鼓励宝宝蹦跳、攀爬、投掷、捕捉、用手推车等，帮助宝宝发展符合年龄的身体活动技能。父母应尽量提供安全、宽敞的场地引导宝宝活动，不要限制宝宝热爱运动的天性。

关注五大能力，培养全能宝宝

宝宝智能发展的五大能力包括大运动、精细动作、认知能力、语言能力、社会行为。这五大能力的均衡发展是宝宝智能发展的基础，能为宝宝日后智商、情商、体能的发展打好基础。

（1）大运动。大运动主要指身体对大动作的控制，包括颈肌、腰肌的平衡，以及爬、站、走、跑、跳等动作。宝宝动作的发展与心理的发展有密切关系，早期动作的发展在某种程度上标志着心理发展的水平，同时动作的发展可以促进整个心理的健康发展。

（2）精细动作。精细动作主要是指手、手腕和手指的动作，比如用拇指和食指捡起地上的物品、涂画、叠方木、翻书等。与此同时，精细动作的发展还应该包括脚和脚趾，以及手眼的协调能力。精细动作的有效发展有利于早期的大脑发育，促进认知系统的发展。精细动作的发展是宝宝发育的重要指标之一。

（3）认知能力。认知能力是指人脑加工、储存和提取信息的能力，即人们对事物的构成、性能、发展方向以及基本规律的把握能力。它是人们成功地完成活动的最重要的内在条件。知觉、记忆、注意、思维和想象的能力都被认为是认知能力。

（4）语言能力。语言为人类特有的高级神经活动，是宝宝学习、社会交往、个性发展中的一个重要能力，与智能的关系密切。语言发育的基础是听觉、发音器官和大脑功能正常。语言发育并须经过发音、理解和表达三个阶段。正常宝宝天生具备发展语言技能的条件和潜能，但是环境必须提供适当的条件，如要与周围人群进行语言交往，其语言能力才能得以发展。语言发育是宝宝全面发育的标志。

（5）社会行为。社会行为是指孩子对现实社会文化的个人反应。其行为模式也是由内在成长因素所决定的，有一定的发展顺序。各年龄阶段心理行为发展的综合表现，受外界环境的影响，也与家庭、学校、社会对儿童的教育有着密切关系，并受神经系统发育程度的制约。

0～3岁宝宝的大脑功能尚未定型，"可塑性"处于峰值。在这个阶段，宝宝所认识、经历的越丰富，大脑神经突触越能高度发达，也就是我们所说的"越聪明"。有研究发现，及时获得丰富的环境刺激的宝宝，比缺乏环境刺激的，大脑重量可能会多20%。由此可见，早期五大能力的发展有多重要。因此，如果在这一阶段加大对宝宝潜能的开发力度，势必对他今后的发展起到事半功倍的促进作用。

24 如何培养良好的亲子关系

刚出生的宝宝，需要父母无条件地接纳，需要父母喂他、照顾他、给他感官上的满足等。父母的怀抱、皮肤的触摸、目光的接触、温柔的语言，都能让新生儿感受到爱。2～3个月时，宝宝会对父母表现出特别的兴趣，他会经常注视妈妈。当妈妈注视宝宝的时候，宝宝会聚精会神地看着妈妈，眼睛也会变得特别明亮，显得非常兴奋，甚至会手舞足蹈。

6 个月前的宝宝缺乏安全感，当受到意外惊吓时，会往父母怀里钻，以寻求保护。有的父母怕宝宝一抱即会养成好抱的习惯，而克制自己不理宝宝。这是不对的。对宝宝情绪发展的研究表明，如果母亲对宝宝的哭或其他信号如交流的表情、发声和动作经常忽视，就会使宝宝对照护者产生怀疑，甚至形成容易焦虑的人格。这种焦虑型的宝宝会表现出缺乏同情心和内疚感，不能照顾别人，缺乏感情反应，社会性成熟晚，学习能力差等。相反，如果照护者对宝宝的哭或其他信号经常表示关注，并做出反应，那么就能为宝宝打下良好的人格发展基础。这类宝宝往往富有探索精神，具有独立性强，社会性发展好。

6～12 个月的宝宝会模仿父母和玩具娃娃一起玩，有了和父母交谈和对话的需要和表现，会乐此不疲地和父母神聊。这时父母要尽可能多地和宝宝接触，与他玩耍，同他说话，给他唱歌。

1 岁的宝宝开始喜欢"有段距离的沟通"。这一阶段，亲子之间的相互信任有赖于家长与宝宝的积极互动。父母除了布置出一个舒适的生活环境以外，营造温暖安全的人际环境显得更为重要。温柔的眼神、轻柔的安慰、发自内心的关爱表达、笨拙而小心的拥抱，都能让宝宝感觉到你的爱，爱上你的爱！

2 岁的宝宝会迎来了第一个"叛逆期"，他们开始说"不"，不接受各种安排。当情绪来临，想要对外表达自己的情绪时，宝宝就采取了他们更为熟悉的肢体语言来表达自己的拒绝和愤怒。这个时候，父母不妨放下家长的"权威感"，用商量的语气代替命令的话语，让宝宝自己做选择。父母应多向宝宝表达爱意，陪宝宝玩耍，通过生活中点点滴滴的亲子时光，让宝宝平稳度过"可怕的 2 岁"。

3 岁是宝宝从婴幼儿时期过渡到幼儿时期的阶段，亲子关系的建立就是宝宝自主感的获得。每天要面对未知的世界、各种新鲜的事物，和家人的期待与关爱，宝宝也有了成长的困惑。怎么陪宝宝度过这个阶段呢？家长应坚持自己的底线，使爱与管教并行，注重宝宝生活习惯的培养，注重高质量的陪伴。宝宝有 100 种哭闹的理由，家长就要有 1000 种解决的办法。父母对宝宝的教育，绝不是单向的教育。关系大于教育。愿我们能同宝宝一起，快乐成长！

25 宝宝哭闹不止，可能是哪些原因导致的

哭是宝宝的一种交流方式。当宝宝以哭的方式向妈妈发出信号时，新手妈妈想要判断哭的原因确实有点儿难度。但是经过不断地尝试，聪明的父母很快就能读懂宝宝的各种需求表达。一旦获得了满足，宝宝就会健康愉悦地成长，也会对父母产生依恋，这是建立良好亲子关系的基础。宝宝哭泣很常见，多数时候并非因为疾病，只有少数情况可能意味着疾病发生。

新生儿汗腺发育不成熟，散热较差，如果总是哭闹，要看看是否给宝宝包裹了过多衣被，谨防"新生儿捂热综合征"，可以试试减少衣被。有些宝宝白天好好的，一到晚上就哭闹。这有可能是因

为晚上太黑，宝宝缺乏安全感。这时候父母可以轻轻安抚小宝宝，让他感觉到你在身边；也可以适当用襁褓包住宝宝，让小宝宝四肢及躯体有东西触碰。宝宝平时睡得很好，突然发生夜间哭闹，有可能是生病了，最常见的情况是感冒发热，此时宝宝会因鼻塞、全身不适而哭闹。有中耳炎的宝宝常因耳痛而哭闹。家长可轻轻拉拉宝宝的耳朵，宝宝大哭则说明耳痛。宝宝因腹痛而哭时，表现为腹胀、肛门排气、大便秘结或腹泻。若在排尿时哭闹加重，可能有泌尿系统感染。以上情况应找儿科医生诊治。3 个月以内的宝宝容易发生肠绞痛，宝宝会突然出现大声哭叫、小脸变红、双手紧握、腹部胀而紧张、双腿屈曲、双足发凉，抱哄喂奶等都不能使之缓解，最终以哭得力竭、排气或排便而停止。这种现象通常提示宝宝存在肠绞痛。

　　不会说话的宝宝，需要通过哭闹来表达自身的需求或不适，以此来引起家长的注意，父母可以用温柔的动作安抚孩子。温柔的动作可以让哭闹的孩子静下来，甚至可以让孩子直接入睡。每个孩子喜欢的动作都不一样，家长可以尝试各种方法，看看孩子最喜欢哪一种。同时也可以发出有安抚作用的声音，辅助孩子安静下来，减少哭闹。家长不断地安抚，能够让孩子意识到父母的关爱，有助于孩子的情绪恢复。遇到不会完整表达的宝宝持续哭闹难以哄好的情况时，家长需要提醒自己冷静下来，换位思考孩子出现这种问题的原因。

宝宝胀气的预防与缓解

　　宝宝时常会出现肚子胀胀鼓鼓的情况。实际上，婴幼儿肚子胀气较为常见。这主要是由于宝宝的腹壁肌肉并没有发育成熟，在腹壁肌肉力量不足的情况下，腹部会显得较为突出。宝宝有时会因为胀气而产生腹痛。当宝宝出现突然大声啼哭，腹部膨胀，同时两只小手紧握，两腿及腹部蜷曲时，都提示有腹痛的可能。爸爸妈妈要学会识别。胀气导致的肚子胀痛常在排气后可以得一些缓解。胀气的一般性因素有哭闹、感冒鼻塞、不适当的喂养和便秘等。宝宝肠胀气重在预防。哭闹时会吞进很多空气，容易造成胀气。爸妈要学习如何安抚宝宝，满足其情感需求。宝宝感冒鼻塞用嘴巴呼吸时，易吸入大量空气，也容易发生胀气。爸妈在天气变化较大时应尽量避免宝宝伤风感冒。母乳喂养的妈妈尽量避免摄入含糖量高的和容易引起宝宝胀气的食物，如豆类、玉米、红薯等，也可以给宝宝补充肠道有益菌，帮助消化。人工喂养时，要注意将奶瓶倾斜至奶液充盈整个奶嘴，避免宝宝吸入空气。按时喂奶，以免宝宝过度饥饿时吸吮过急而吞入大量空气。根据宝宝的月龄及吸吮情况选择合适的奶嘴，如果奶嘴大小不合适，宝宝也容易把空气吸进去，导致胀气。奶粉过敏或喂养含乳糖的配方奶也可能会增加宝宝的肠胃负担，可遵医嘱选择水解蛋白奶粉或更换奶粉喂养，防止胀气。

　　如果小宝宝肚子胀气加上大便形状像羊排泄物，颗粒小，黑黑的，或者 2 ～ 3 天不解大便，可能是便秘。6 个月以上的宝宝可喂养蔬菜泥、水果泥等辅食；6 个月以下的宝宝，则可利用小棉棒稍微在宝宝的肛门口刺激一下或是多按摩，帮助其排便。

缓解宝宝腹胀的方法为：爸妈在喂奶间歇和结束时拍拍宝宝的背，帮助其打嗝、消胀气；拍背时手掌拱起，力量适中；应拍背的下部，即胃的正后方，避开脊柱；竖着抱宝宝拍背，直到其打嗝后使其以右侧卧位躺下。妈妈也可帮宝宝做腹部按摩。以宝宝的肚脐为中心，用手掌沿顺时针方向轻轻按摩宝宝的肚子，在喂完奶后 1 小时进行。也可采用躺着"蹬单车"法缓解宝宝腹胀：宝宝平躺，抬起宝宝的腿，使其在空中模仿"蹬单车"的动作。宝宝的大腿一蜷一伸的动作，能挤压腹腔和肠道，起到按摩作用。

另外，肠胀气还容易与肠绞痛、肠套叠和小儿阑尾炎等混淆，宝宝出现呕吐、咳喘、精神不佳、脸色发青、一碰肚子就会哭闹等症状时，爸妈要尽快带宝宝到医院检查治疗。

27 如何养成宝宝自己的事情自己做的好习惯

如何使宝宝成功地参与生活事件，并且养成自己的事情自己做的习惯，需要家长的参与和配合。

（1）家长需要更新教育观念，认识到宝宝生活习惯养成的重要性，应逐步培养幼儿穿脱衣服、整理物品等基本生活自理能力。2 ～ 3 岁是宝宝生长发育的关键期，也是宝宝自理能力培养的最佳时机。

（2）家长需要了解宝宝的发展特点，确定宝宝自理能力培养的目标和实现方法。宝宝从3岁左右开始，就有了"用自己的力量来做自己想做的事情"的自我意识。当宝宝说"我自己来""我自己干"，是因为感觉自己有"本事"了，不想要别人的帮助和干预，这表明宝宝开始有按自己意愿行事的需求了，此时家长应该利用该时期宝宝的意愿，发展其生活自理能力。家长需要根据宝宝的年龄特点、能力水平，按由易到难、循序渐进的原则，制定合理可行的培养目标。

（3）家长需要创造机会，让宝宝参与其中。比如，在宝宝面前假装自己需要帮助，让宝宝行动起来，做自己力所能及的事。

（4）降低要求，多点耐心与鼓励。家长需要多给宝宝一些时间，要求也不宜过高，还应耐心指导和等待，接受宝宝学习的漫长过程。别怕他干不好，只要他在干，愿意干，就是在进步。

（5）家长可以在亲子游戏中培养宝宝的自理能力。家长和宝宝一起游戏，不仅可以给宝宝带来快乐的体验，促进其身体生长，激发其潜能，更是父母与宝宝交往的一种重要形式。家长可以和宝宝一起玩"过家家"的游戏，让宝宝在游戏中扮演小动物父母的角色，而父母则扮演小动物宝宝的角色，以进行独立进餐、穿衣及其他生活技能的演练，促进宝宝自理能力的培养，养成自己的事情自己做的好习惯。

怎样帮助宝宝建立好的生活习惯

很多家长会面临诸如宝宝挑食、不能自己如厕、睡眠不规律等生活习惯问题。如何让宝宝建立良好的生活习惯，是多数家长共同的困扰。良好的生活习惯是指宝宝在科学引导的基础上，经过多次练习所形成的、符合宝宝身心发育特点的良好的生活常规及初步的生活自理能力，主要包括饮食习惯、睡眠习惯、卫生习惯等。所以，家长可以通过科学引导、反复练习，使宝宝养成良好的生活习惯。

饮食习惯方面，宝宝可能会存在吃饭速度缓慢或过快、挑食行为严重、吃饭不专心、依赖他人喂食、餐前吃零食等不良行为。家长可以改善烹饪方式，培养宝宝对吃饭的积极性；进餐时确保宝宝要有固定的座位，注意力集中，不要让宝宝边吃饭边看电视、边吃边玩；饮食要全面，进食要定时定量；设定规律的用餐时间，避免让宝宝在餐前吃零食；教宝宝使用勺子吃饭，用毛巾擦手，可以锻炼宝宝手部的灵活性及手眼协调能力；吃完饭后，可以引导宝宝收拾餐具，清理食物残渣，提高宝宝的生活自理能力。

睡眠方面，宝宝可能会出现睡眠时间短及睡眠习惯异常的问题。家长以身作则，建立好规律作息的习惯，宝宝就会在潜移默化中慢慢建立良好的睡眠习惯。电视、电脑、手机等电子产品会严重影响宝宝的睡眠时间和质量，家长需要对电子产品的使用时间做好明确规定，不能放任宝宝无节制地使用。同时，睡前做好环境的准备也至关重要。睡前应避免和宝宝做过于激烈的游戏，以免宝宝过于兴奋影响入睡。

卫生习惯方面，家长同样需要与宝宝共同参与，有意识地与宝宝一起做好个人卫生工作，如外出游戏、解大小便后，对宝宝说："来，我们一起洗手，把细菌病毒洗掉！"准备吃饭前说："大家一起去洗手吧。"通过多种途径，使宝宝明白良好的生活卫生习惯给自己和别人带来的好处。

总之，吃饭、洗澡、如厕是宝宝的基本需要，也是宝宝习惯养成和行为学习的开始，家长要在满足宝宝基本需要的同时，要帮助宝宝在不断重复和练习的过程中逐渐学会建立生活秩序，并内化为自身的需要，形成良好的生活习惯。

29 宝宝的日常安全防护怎么做

宝宝年幼无知，没有判断和避开危险及保护自己的能力，爸爸妈妈的偶而疏忽，都有可能导致宝宝发生窒息、烧伤、烫伤以及碰伤、撞伤等意外事件。

如何防止宝宝发生窒息？妈妈不要为了宝宝睡得暖和，就让宝宝盖大被子与自己同睡，或是给宝宝独自盖大被子。宝宝盖大人的被子，容易被蒙住脸、堵住口鼻。妈妈在夜里给宝宝喂奶时，不要因为怕宝宝受凉就躺在被子里喂，这样妈妈很容易睡着。睡着后，如果不知不觉身体压住了宝宝的口鼻，就会造成宝宝窒息。在无人照看的情况下，不要让宝宝趴着睡，以免口鼻被捂住不能及时发现而引起窒息。尤其是 3 个月以内的小宝宝，颈部肌肉很无力而头却较重，万一呕吐或者有东西堵住口鼻，会由于无力转头而导致窒息。

如何防止宝宝碰伤撞伤？宝宝出生后，家长应给有尖角的家具安装上尖角保护套，防止宝宝受到家具尖角的伤害；给抽屉装上一个抽屉绊，避免宝宝开关抽屉时受到伤害；在房门上安装安全门卡，在门关紧前，门板与门框之间会留有足够空隙，防止夹伤宝宝的手指；还应通过故事书、视频动画等多种途径对宝宝进行安全教育并做出正确的示范动作。爸妈在带宝宝进行户外运动时，要为宝宝选择适宜的玩具和游戏设备。游乐场中比较小的玩具，有可能会被宝宝放入嘴巴造成吞咽和窒息，应努力避免让宝宝触及。玩攀爬类游戏时，应选择离地面较近的游戏设备。避免让宝宝在并未张贴明显安全注意事项的成人健身器械上玩耍。爸爸妈妈需要明确告知宝宝游戏设备的正确玩法，当幼儿头朝下趴着从滑梯上滑下来时，应立刻制止。外出时，不要让宝宝远离自己的视线，也不要让宝宝独自一人在公共场合随意奔跑，以防被来往的行人或车辆碰撞。宝宝发热或感冒时，不应带其到公共场合去，这样可以避免交叉感染。爸爸妈妈应做好居家意外伤害的预防和外出安全防范，打造好宝宝的"安全屋"。

30 如何正确地抱宝宝

抱宝宝是妈妈释放母爱的方式，也是宝宝感受美妙世界、沐浴母爱、获得心智成长的需要。那么，妈妈怎样抱宝宝才科学合理呢？第一时间抱宝宝。宝宝诞生2个小时之内，感受妈妈温柔的拥抱和爱抚，是母子建立终身依恋关系的第一步。把宝宝抱在左胸前，让宝宝把头靠在妈妈的左侧胸口上，听到妈妈心脏跳动的声音，闻到妈妈特有的气味，宝宝会获得最大的安全感。抱宝宝时，要支撑宝宝的头，要让他的头部有所依靠，然后轻轻地把小宝宝的脑袋放入肘窝，用小臂和手托住宝宝的背和腰，另一只手托起宝宝的屁股，呈横抱或斜抱姿势，使宝宝的腰和颈部在同一平面上。宝宝越小，竖着抱的时间要越短，方法是：一只手托住宝宝的臀和腰，另一只手托住宝宝的头颈部或让他依靠在妈妈的肩膀上。竖抱时间最初应控制在两三分钟内。

一般情况下，宝宝的生长发育遵循"二抬四翻六会坐，七滚八爬周会走"的规律。2个多月后，宝宝的颈部肌肉支撑力增强，竖抱的时间可以逐渐延长。3个月后，宝宝的头已经能够竖立得比较坚挺了，这时他不乐意躺在床上了，而是喜欢让人抱。6个月后，宝宝的第二个生理弯曲——腰椎后凸出现，可以自己坐了，但宝宝坐着的时间不宜过长。此时，可将宝宝背部靠在妈妈怀里，面部朝前，妈妈用一只手环抱宝宝，另一只手托住宝宝屁股，让宝宝舒适地"坐"在妈妈怀里，使宝宝能够看到眼前景物，获得更多的视觉信息。哄宝宝时，爸爸妈妈要轻晃宝宝，勿用力。抱着宝宝用力摇晃，会引起其头部毛细血管破裂，甚至造成"脑震荡""脑出血"。所以晃动宝宝的动作要慢，幅度要小，同时可哼哼儿歌，使宝宝同时获得视觉和听觉的刺激。

抱宝宝的安全注意事项为：抱起和放下的动作要慢，要轻。新生儿颈部肌肉韧带尚未发育完善，颈肌还没有发育完全，颈部肌肉无力，宝宝头的重量全部压在颈椎上，所以 1～2 个月的宝宝应以躺为主，在 3 个月内，宜横抱，不易竖抱。抱宝宝时爸妈应用一只手托住其颈部，防止宝宝头颈过伸或过屈，损伤脊柱。不正确的怀抱姿势对宝宝脊椎的损伤可能影响宝宝将来的生长发育。

当爸妈要抱起宝宝时，可先用眼神或说话声音逗引，引起宝宝的注意，一边逗引，一边伸手将他慢慢抱起，避免突然抱起宝宝，使其受到惊吓。爸妈应在宝宝满月后再抱其出门，最好不要在上下班高峰时间带宝宝去超市或者商场，避免感染意想不到的疾病。人潮拥挤的地方，一定要避免宝宝被撞到或者是被物体刮到，特别是横着抱的时候，大人要注意护住宝宝的头部和四肢，给宝宝留出适当的空间。

31 什么样的居室环境才是对宝宝的生长发育最有利的

居室环境，如温湿度、灯光、噪声和色调等，对宝宝的生长发育有一定的影响。那么，如何营造有利的居室环境，促进宝宝生长发育呢？

首先温湿度方面，美国国家睡眠基金会调查结果显示，宝宝的最佳睡眠温度为 20.5 摄氏度 ±1 摄氏度。夏季温度可以保持在 26 摄氏度左右，冬季保持在 20 摄氏度左右，春秋两季不需要特别调节，只要保持自然温度，基本就能满足宝宝需求。湿度对宝宝的呼吸健康非常重要，室内湿度应达到 45% ～ 70%。湿度过低，宝宝呼吸道黏膜会干燥，从而降低黏膜的防御功能，降低宝宝对细菌和病毒的抵抗力，甚至引起呼吸道感染。

灯光方面，家长可以利用自然光线和黑夜引导宝宝形成睡眠一觉醒的昼夜节律。自然光线和人造光线会使宝宝保持警觉和精力充沛，暗光环境可引起宝宝困倦和放松，所以，当宝宝准备睡觉时调暗灯光，或在白天时关闭窗帘，都有助于宝宝入睡。黑暗的房间环境能使宝宝更容易平静和安定下来，并暗示宝宝"你该睡觉了"。

噪声方面，宝宝的居室环境应避免嘈杂和喧哗，但并不是说要保持绝对的安静，而是需要阻挡突然的噪声。可以安装隔音玻璃或在门窗上挂相对较厚的窗帘。6 个月以下的宝宝在白天睡眠时，不需要保持环境绝对的安静，可以播放一些白噪声和舒缓的音乐促进宝宝入睡。

色调搭配方面，居家环境中的色彩过于厚重，会使宝宝产生郁闷、乏味感，长久面对沉重的色彩可能会导致宝宝性格的抑郁；颜色整体亮度过高，甚至是大面积白色，易刺激宝宝视神经，引起瞳孔收缩，诱发头痛，损伤宝宝视力。颜色搭配方面，应避免大面积使用纯色，如墙壁、地面、天花板等，可以将纯色调入大量白色，改善房间颜色的整体强度，减少宝宝的心理压抑感。同时保持主色调统一，如儿童房的色彩最好确定一个主题，可选择黄色调、绿色调等，对比强烈的色彩应小面积使用。

32　宝宝烫伤如何应对

日常生活中，因为孩子好奇心强，对危险因素的认知能力不足，回避反应迟缓，很容易发生烫伤意外。宝宝烫伤后，很多爸妈手足无措，或者采取一些"土方法"，不但没有效果，还容易留下瘢痕。

爸爸妈妈需要正确认识宝宝烫伤的分度：一度烫伤只损伤皮肤的表层，表现为局部轻度红肿、无水疱、疼痛明显；二度烫伤损伤的是真皮，表现为局部红肿、疼痛，会出现大小不等的水疱；三度烫伤则伤及皮下，到达脂肪、肌肉，甚至骨骼等都可能受损，创面呈灰色或红褐色，程度严重。

当烫伤事件发生时，该怎么办呢？一定要牢记"冲、脱、泡、盖、送"烫伤急救五字诀。小面积烫伤后应立即用缓和、流动的冷水对烫伤部位进行冲淋，并坚持15分钟以上，直至宝宝感受不到疼痛和灼热为止。躯干或其他部位可用冷敷方法，缓解疼痛。最好在伤口一侧冲淋，但要避免将水龙头直接对准烫伤部位，以防水压对烫伤处造成二次伤害。烫伤时若穿着贴身的衣服，要在冷水冲淋足够时间后，轻轻脱下患处的衣服，如果衣物已经严重粘连，使用剪刀轻轻地把患处周围的衣服剪开，可以避免余热持续损伤宝宝的皮肤。随后将烫伤的部位置于冷水中持续浸泡10～30分钟，缓解疼痛，进一步散发热量，同时注意维持宝宝的正常体温，忌用冰块。之后用无菌的纱布覆盖伤口并固定，如有水疱，不可压破、挑破，更不要移除水疱上的表皮，以避免感染。最后，如果宝宝是被化学制剂烧伤，如强酸、强碱等，注意不要用水冲，而是要用干布擦除，并尽快送往专科医院接受治疗。

33 如何增强宝宝的抵抗力

　　能让宝宝健康快乐、远离疾病是父母最大的心愿。当宝宝出现咳嗽、感冒或其他症状时，家长就会非常焦虑和痛苦，而随着宝宝开始上幼儿园，这些情况甚至会变得更加常见，所以为宝宝增强免疫力至关重要。那么，什么方法能够增强宝宝抵抗力呢？推荐以下10个方法。

　　（1）坚持母乳喂养。母乳中的初乳被认为是建立宝宝免疫力的液体黄金。研究表明，母乳喂养至少6个月的宝宝具有更好的免疫系统，并且不容易感染和过敏。

　　（2）坚持计划免疫。根据儿保医生的建议按时接种疫苗，可以确保宝宝免受传染病的威胁。

　　（3）平衡膳食，鼓励宝宝吃各种颜色的水果和蔬菜。西红柿、甜椒和西蓝花颜色鲜艳，富含抗氧化剂。富含维生素C的橙子和柑橘类水果可增强免疫力。菠菜等绿叶蔬菜富含铁，有助于白细胞和抗体的产生。坚果、谷物和豆类含有重要的不饱和脂肪酸。鸡蛋是蛋白质的重要来源。含糖过多的食物和垃圾食品应限制食用。

（4）保持宝宝肠道健康。肠道健康对于良好的消化系统至关重要，大多数感染都发生在消化系统。富含益生菌的食物可以增强肠道功能，并有助于有益细菌的生长。酸奶是在家庭日常饮食中加入益生菌的好方法。对于宝宝，酸奶可以添加到水果泥中。大一点的宝宝可以用酸奶搭配胡萝卜或黄瓜条。

（5）保证充足的睡眠。大多数孩子需要 10 ～ 14 个小时的不间断睡眠，固定的就寝时间、睡前洗个热水澡、做个按摩或听妈妈讲故事可以促进睡眠。一个精力充沛且休息良好的宝宝更有能力预防感染。

（6）保持活跃。运动是保持健康的重要部分。让宝宝与家人一起锻炼或参加一项运动，既有趣又是增进感情和保持健康的好方法。

（7）养成良好的卫生习惯。让宝宝养成游戏后、饭前便后洗手的习惯，良好的卫生习惯可以防止细菌病毒感染。

（8）多在户外玩耍。尽可能带宝宝到户外呼吸新鲜空气和晒太阳，促进维生素 D 的吸收。鼓励宝宝与动物、大自然接触，使体内的健康细菌多样化，只要确保宝宝回家正确洗手即可。

（9）避免二手烟。二手烟中的毒素会杀死健康细胞。宝宝的呼吸速度比成人更快，因此当环境中存在二手烟时，宝宝会吸入更多的烟雾。因此，保持无烟环境对宝宝健康是很重要的。

（10）非必要不使用抗生素。虽然抗生素作用迅速，但它会同时消灭有益细菌和有害细菌，从而损害身体免疫力，应听从儿科医生的建议用药。

34 唇腭裂宝宝如何照顾

唇腭裂是口腔颌面部常见的先天性畸形之一，由于唇部裂开、口鼻腔相通，口腔内不能或难以形成一个完整的密闭结构。口腔解剖结构的异常，会使口腔内无法产生负压，致使宝宝吸吮困难，或乳汁从鼻孔溢出。喂养困难是唇腭裂宝宝生命早期父母面临的最大的问题（见图 2-4A，图 2-4B），那么唇腭裂的宝宝该不该进行母乳喂养，如何正确安全地进行母乳喂养呢？

母乳喂养可使唇腭裂宝宝的面部肌肉受到刺激而激活，使口腔结构和功能得到适当发展，有助于改善唇腭裂宝宝说话时的语音，而且母亲的乳房比奶嘴更具有弹性，能更好地调节口腔，从而堵住裂隙部位，所以母乳喂养对唇腭裂宝宝的营养和健康具有重要意义。对于一些伴有其他颌面部畸形、严重全身疾病的宝宝，奶瓶是更好的喂养工具，可使用能挤压的软质奶瓶将母乳加压挤入宝宝口腔。

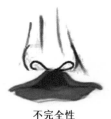
不完全性

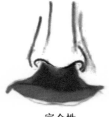
完全性

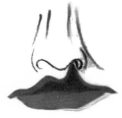
混合性

图 2-4A

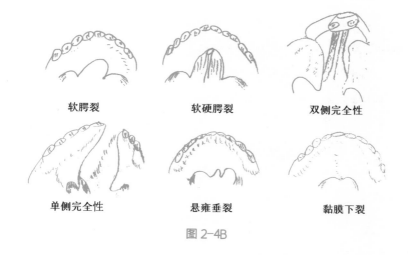

软腭裂　　　　　　软硬腭裂　　　　　双侧完全性

单侧完全性　　　　悬雍垂裂　　　　　黏膜下裂

图 2-4B

　　如何正确地进行母乳喂养呢？首先要确定宝宝是唇腭裂中的哪种类型，如果宝宝是单侧唇裂，在母乳喂养时，可由母亲抱着宝宝，使宝宝唇裂的正面朝向乳房的顶部。例如，右侧唇裂的宝宝，可使用交叉摇篮的方式以右侧乳房用足球抱或双胞胎抱的姿势哺乳。宝宝身体应以肩膀高于躯干的姿势放置于妈妈体侧而不是腿上（见图 2-5）。

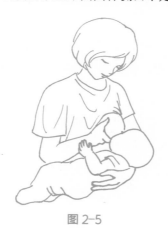

图 2-5

　　双侧唇裂的宝宝，使用交叉正对的姿势哺乳，可能较常规母乳哺乳姿势更为高效（见图 2-6）。

　　腭裂和唇腭裂宝宝，采取半直立体位，可避免鼻返流和乳汁进入咽鼓管；母亲采用足球抱或双胞胎抱的姿势，哺乳效果高于交叉摇篮式抱（见图 2-7）。

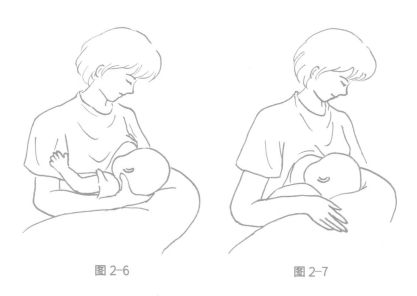

图 2-6　　　　　　　　　　　　图 2-7

　　采用母乳喂养时，除了改变宝宝的姿势，父母还可以采取以下策略。

　　唇裂宝宝：父母可以用拇指或手指遮挡宝宝的唇裂裂隙处，减少裂隙的宽度，增加宝宝口腔与乳头周围的闭合程度。

　　腭裂和唇腭裂宝宝：以母亲乳房贴近含有最完整的骨的一面为佳，这样可以更好增加宝宝口腔的负压，同时避免乳头被挤向腭裂侧；如果裂隙很大，建议将乳房向下放置，以阻止乳头被推入腭裂裂隙处。宝宝吸吮时，母亲可以支撑住宝宝的下巴以稳定其下颌，或者支撑乳房使乳头留在宝宝的口内；母亲还可以手动将母乳挤入宝宝口腔以补偿其吸吮力的不足。

喂养时速度不宜过快，应让宝宝在吸吮的间隙能调整呼吸，防止呛咳。喂养过程中，母亲须仔细观察，待宝宝咽下后再继续，给宝宝休息的时间，以免其产生疲劳。喂养的时间可根据宝宝的具体情况而定，每次喂养时间在 15 ～ 20 分钟，但应避免在宝宝哭闹或入睡时喂食，以免引起呛咳。在日常生活中还要避免奶瓶的奶嘴过硬，保持宝宝口腔的清洁，避免宝宝过度哭闹。爸爸妈妈应以乐观向上的态度与宝宝进行互动，并择期为宝宝进行手术。

35 如何照顾脐疝宝宝

宝宝脐疝，俗称"气肚脐"，是新生儿和婴儿时期最常见的疾病之一，是肠管／大网膜从脐孔脱出形成的腹壁疝。看着宝宝肚脐上的小鼓包，可愁坏了爸爸妈妈。其实，家长不用过分担心，95%直径小于 1 厘米的脐疝在宝宝 1 岁左右往往可以自愈。但如果脐疝直径在 2 厘米以上，经过 3 ～ 6 个月保守治疗仍没有治愈，且年龄在 2 岁以上的幼儿则建议做修补手术。

照顾脐疝宝宝要尽量避免增加宝宝的腹压，如大哭大闹、用力咳嗽等，调整好宝宝的饮食避免腹胀和便秘。在宝宝哭闹或便秘时，父母可用手轻按宝宝脐环，使脐疝不膨出，防止脐疝进一步扩大。

在医生指导下还可以应用脐疝带，促进脐疝痊愈。另外还要注意脐部护理，保持脐部清洁干燥。如果存在分泌物或血性渗出，需要用棉球蘸 75% 的酒精从脐根部进行擦拭，并且观察脐部皮肤有无坏死或皮下血肿。小血肿可自行吸收，大血肿需要及时就医。

如果宝宝脐疝突出不能回纳、变色、变硬，伴呕吐、腹部剧烈疼痛并且有脉搏加快、体温升高等全身症状，则可能是发生了嵌顿、绞窄，要尽快就医。

36 先天性心脏病宝宝喂养时的注意要点

关于先天性心脏病宝宝的喂养，家长常有很多疑问。母乳是先天性心脏病宝宝最好的营养品，因为母乳含有多种免疫因子及易消化的蛋白质、脂肪、乳糖和生物利用率高的微量元素。但是单纯的母乳喂养如果不能满足先天性心脏病宝宝的生长发育需求，可将母乳泵出并添加母乳强化剂，以提高母乳的能量密度。但要密切观察宝宝对喂养的耐受情况。开始添加辅食时，要注意营养搭配，为宝宝提供充足的能量、蛋白质和维生素，提高其身体免疫力。母乳喂养时，半卧位是最佳体位，有助于宝宝呼吸和吞咽的协调，避免窒息。患先天性心脏病的宝宝进食时易疲劳呛咳，家长在喂养过程中应仔细观察宝宝的面色，要适应宝宝吃吃停停的需求，给宝宝休息的时间，以免发生呛奶。如果宝宝呼吸过快、面唇发绀，要暂停喂奶。如果用奶瓶喂养，应该选择质软且孔径大小合适的奶嘴，孔径太大容易导致呛咳，孔径太小会使宝宝吸吮更费力。喂奶后应竖抱宝宝拍背，帮助其排气以防吐奶、误吸。对喂养困难的宝宝要耐心喂养，可少量多餐，避免呛咳和呼吸困难。当宝宝发生啼哭、拒乳、呕吐、恶心、气促和腹胀情况时，家长应及时就医，排除疾病可能。

37 胃肠道术后宝宝喂养时的注意要点

对于做过胃肠道手术的宝宝，回家以后需要注意的地方要比正常宝宝多。喂养时需要遵循从少到多、从稀到稠、从简单到多样的原则，循序渐进，少食多餐，一般是从清流质—流质—少渣半流食—少油软食—普食，逐渐过渡。在喂养的过程中，家长需要特别观察宝宝有没有腹胀、呕吐、恶心等现象，及时进行饮食调节。那胃肠道术后的宝宝能吃些什么呢？由于肠道功能未完全恢复，食物主要以细软、容易消化且富含营养的食物为主，开始时可试饮水，只喝少量温开水，如无不适，可进流质，如米汤、菜汤、鱼汤、无渣果汁等。喂食可逐渐加量，慢慢过渡到少渣半流质，如米粥、蒸蛋糊、软面条等。经 2 ～ 3 天后如无异常可以过渡到软食，如烂饭、面包等，一个月左右就可以过渡到宝宝正常的饮食。其间不要吃硬的、辣的、冷的、过热的食物，禁止吃一些有刺激性的，粗纤维和产气食品，比如萝卜、韭菜、洋葱等，也不能吃太油腻的食物，这些食物容易引起腹泻，影响胃肠道术后的恢复。宝宝吃饭的时候，要慢慢地吃，尽可能将食物嚼碎后咽下。

38 有造瘘的宝宝该如何护理

　　造口手术是将肠管的一端或两端引出体表以形成一个开口，或者形成一个袢，可用于排泄粪便、减轻肠梗阻、保护远端肠道口的吻合或损伤、促进肠疾病的痊愈、肠道减压等（见图2-8，图2-9）。造口护理常规需要的用物见图2-10、图2-11A、图2-11B、图2-11C。

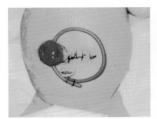
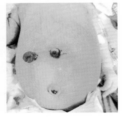
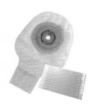

图2-8　　　　　　　　图2-9　　　　　　　　图2-10

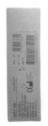
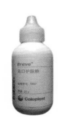
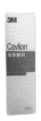

图2-11A　　　　　　　图2-11B　　　　　　　图2-11C

造瘘的宝宝回家护理要注意：第一，清洁造口时用温水进行清洗，不可用碘酒、酒精等刺激性液体进行清洗，清洗动作要轻柔；第二，选择合适的造瘘袋，裁剪的造瘘袋口应大于造口黏膜直径1～2毫米，过小会挤压造瘘口出现缺血坏死的情况，过大又会造成过多的皮肤裸露在肠液中引起皮肤的慢性损伤；第三，为使造口底盘黏得牢，黏得久，在使用造口袋前，应将造口周围的皮肤清洗干净并常规使用造口附件产品，如造口粉、皮肤保护膜、防漏膏等。贴造口袋时，保证造口底盘平整不起皱，活动量较大的宝宝可配合使用腰带，并在造口袋有1/3～1/2的大便时及时清洁；第四，如造口底盘没有粪便外渗，一件式造口袋可以3天更换1次，如果有外渗应及时更换造口袋，以免与底盘接触的皮肤由于长时间受粪便浸泡而出现粪水型皮炎；更换造口袋时，要仔细观察造口周围皮肤有无红肿；第五，勤观察造口黏膜，如果黏膜出现少量渗血，不用担心，这是因为黏膜本身结构薄弱，轻微碰触就会出血。如果出血特别多，可以用少量造口粉敷到表面起到止血作用，或者用纱布覆盖也可以；第六，双口式或袢式肠造口，在贴造口底盘或一件式造口袋时宜先套入排出粪便的一端，以防止便液流出，刺激皮肤；第七，宝宝沐浴时可揭除造口袋，也可以贴着造口袋沐浴，不过沐浴后应按常规更换造口袋。造口居家护理遇到一些处理不了的问题时，家长应及时带宝宝去医院造口门诊或小儿外科就诊。

39 女宝宝为什么有"假月经"和"白带"

新生女婴在生后 5～7 天或 1～2 周后，突然从阴道内流出带血性分泌物，通常会持续一周，这就是常说的"假月经"。"假月经"是由于母亲在怀孕后期雌激素水平较高，这些雌激素就可能通过胎盘进入胎儿体内，并在胎儿体内持续较高的水平，使女宝宝子宫内膜增生。宝宝出生后，母亲雌激素的影响已经中断，但宝宝体内增生的子宫内膜脱落仍然会使阴道出血。家长不要过于担心，不需要任何处理，只要给宝宝勤换尿布或纸尿裤，注意局部的卫生即可。女婴的"假白带"也是因为宝宝出生后，体内激素水平变化，导致生殖系统有分泌物流出。此现象属于正常的生理现象，一般持续一周左右，不需要特殊处理，注意局部的卫生即可。

40 宝宝的"内八脚"和"罗圈腿"需要纠正吗

小生命到来后，幸福的父母喜悦之余，看到宝宝的"罗圈腿"就开始犯愁了。谁不希望自己的孩子有一双笔直的大长腿呢？于是很多家长就给宝宝"绑腿"以帮助其腿部变直，殊不知这不但不能帮助孩子拥有笔直的大长腿，还有可能给孩子造成髋关节脱位。宝宝"罗圈腿"大部分是一种正常的生理现象，是生理性弯曲，随着孩子不断长大就会慢慢消失。宝宝 2 岁时出现"内八脚"，常是由于胫骨向内侧扭曲造成的。这种"内八脚"过一段时间会自愈，不需要任何治疗，一般在宝宝 7 岁以后会消失，如到 9 岁、10 岁仍不改善，可以请外科医生诊治。

极少数宝宝的"内八脚"和"罗圈腿"是由疾病引起的，如维生素 D 缺乏性佝偻病引起的"罗圈腿"，需要找医生治疗。因此，宝宝 3 岁以前一定要服用维生素 D。

41 宝宝发烧了，什么时候要去看急诊

宝宝发烧是爸爸妈妈最担心的一件事。其实发烧是人体抵御疾病的反应，由于体温的升高，免疫系统"国防军"就会活跃起来，动用一些防御武器，比如具有杀菌作用的白细胞、淋巴细胞等。人体"国防军"启动的信号中，发烧就是最主要的一项。发热使宝宝的防御机能大大加强，这就为消灭病毒、炎症创造了有利条件。外来细菌或者病毒等有害物质侵袭身体，人体中枢神经系统接到刺激信号后，体温调节中枢就活跃起来，通过上调体温，导致发热。

宝宝发烧，爸爸妈妈不必着急就医，首先应观察宝宝是否有嗜睡、拒乳等状况。其次去除诱因，看看是不是房间温度过高，给宝宝穿了太多的衣服等。进行物理降温的同时还应注意宝宝的肢端保暖，避免其手脚冰凉。爸爸妈妈还需要减少宝宝的不适感，及时为

其擦净汗水，保持室内安静。在观察期间可以使用退烧贴、温水擦浴（32 ～ 34 摄氏度）等，切记不可用冷水擦浴或酒精擦浴。如果物理降温不理想，宝宝依旧发烧，出现精神状态不佳、嗜睡、拒乳、持续高热，退热药（新生儿不建议使用）无效果，并伴随着出现呕吐、惊厥等其他症状时，应该立即就医治疗。

42 宝宝不爱喝水，家长应该怎么做

宝宝在不同生长阶段的水分补充方法是不同的。

宝宝在 6 个月以前，建议纯母乳喂养。一般情况下，母乳喂养的宝宝是不需要额外补充水分的。因为母乳中 88% 都是水分，配方奶粉如果按比例配制，含有的水量也足够宝宝生理需要，所以不需要额外添加水分。如果添加水分过多，会造成宝宝食欲降低，甚至可能会影响生长发育。如果您的宝宝正处于这一阶段，那么在宝宝健康的状态下，您不用担心宝宝喝水的问题。

6 个月以后可为宝宝逐渐添加辅食。辅食含有一定量的水分，尤其是水果、蔬菜都含有水分，如果宝宝不喝水，可以不用勉强，宝宝渴了自然会喝水。如果宝宝在这一阶段已经出现了大便干燥、小便发黄、嘴唇起皮或者大量出汗的情况，但宝宝仍然不愿意自主饮水，爸爸妈妈可以为宝宝准备米汤水、菜水等有滋味的水，或调整宝宝的辅食类型，增加餐食中水分的摄入，并且可以采取少量多次的方法喂水。

宝宝在 10 个月以后能够主动要水喝。这个月龄的宝宝口渴时，就会主动要水，不用担心宝宝水量不够的问题。但如果宝宝还没有养成自主饮水的习惯，不肯喝水的时候，就要爸爸妈妈多花些心思了。①选择适宜的喂水方法。可以选择用标准口径的奶嘴喂水或者是用水杯喂水，增加宝宝的饮水量。②在正确的时间抓住让孩子喝水的机会。例如，宝宝睡了一晚早晨醒来会觉得口干，这个时候不要急着给宝宝喝牛奶，可以先让他喝水。③和宝宝一起玩喝水游戏，把喝水融入游戏，让宝宝感觉到喝水也是非常有趣的。④吸引宝宝喝水，当着宝宝的面喝水。可以有意做出一些夸张的表情或者动作，吸引宝宝的注意，让宝宝也效仿家长的样子喝水。对于好奇心强烈、喜欢模仿的孩子来说，这也是非常有效的方法。⑤让宝宝自己动手，自己倒水喝。⑥使用新奇的水杯。用新奇的水杯来吸引宝宝，增加其对喝水的兴趣。需要注意的是，有的宝宝不愿意喝水，更喜欢各种各样的饮料，但是不建议家长为宝宝准备饮料。如果家里长期给宝宝喝饮料，宝宝自然就不会选择喝水了。

43 如何科学地断夜奶

　　年轻父母在经历了一段时期的熬夜喂娃之后，一定迫切地希望了解怎么才能在保证宝宝健康成长的基础上做到科学地断夜奶。那么我们就从以下几个方面来好好聊一聊"夜奶这回事"！

　　我们通常将宝宝在夜间入睡后还会再次醒来吃奶的情况称为吃

夜奶。因为刚出生的新生儿胃容量小，所以频繁的喂养是必须的，是为了满足新生宝宝的生长发育需求。此外，宝宝形成夜奶习惯也有人为因素的影响，很多新手爸妈因为担心长时间不进食会把宝宝饿坏了，就会在夜间把宝宝弄醒了喝奶，长此以往宝宝夜间醒来的次数可能会不断增加，随之夜奶次数也会增加，慢慢地宝宝就会形成吃夜奶的习惯。

夜奶一定要戒除吗？首先，我们要知道宝宝的夜奶分为饥饿型夜奶、安抚型夜奶以及习惯型夜奶。先明确宝宝睡前是否吃饱了，以及目前宝宝的奶量是否能使他维持一晚，如果是在充足进食后，宝宝还需要夜奶，那么这种便是安抚型夜奶或习惯型夜奶。如果这两种类型的夜奶已经对宝宝的睡眠或者其他方面的生长发育造成了明显的不良影响，或者频繁的夜奶对妈妈造成了明显的不良影响，比如睡眠质量差、身体不适等，那么就可以考虑戒除夜奶了。但如果宝宝是属于单纯的饥饿型夜奶，那首要问题就不再是戒除夜奶，而需要调整喂养时间和补充奶量以保证宝宝的生长需要。通常 2～3 个月的宝宝，在保证奶量的情况下，每次睡眠时间可达 3 小时左右，后半夜可以睡 5～6 个小时；4～5 个月的宝宝奶量充足时，夜间尤其是后半夜可持续睡眠 6～7 个小时；5～6 个月的宝宝，夜间持续睡眠时间较长，最多哺乳 1 次，之后可逐渐停掉夜奶。断夜奶的时机是无法明确到某个时间点的，因为每个宝宝的发育情况和身体条件是有很大差异的，需要因人而异。

为了科学地断夜奶，我们应该：①尽量在睡前喂饱孩子；②断夜奶前，宝宝应当添加辅食，并且在睡前进食含水量较少的辅食维持饱腹感，避免夜间排尿和产生饥饿感；③宝宝夜间惊醒后不要急于喂奶，可以更换尿片或轻轻抚摩宝宝帮助其再次入睡，还可以尝试包裹法安抚宝宝或者适当地使用安抚奶嘴；④在断夜奶的过程中应循序渐进，逐渐减少喂奶的次数以及喂奶的量，不能一次性给宝宝断掉，避免宝宝因为不适应而生病；⑤宝宝年龄越小，安抚型夜奶和习惯型夜奶的习惯越容易戒除。

需要注意的是，我们不建议在以下情况时给宝宝戒除夜奶：①宝宝处于分离焦虑期时；②宝宝生病时；③频繁吃夜奶会对口腔健康造成影响，容易出现龋齿，所以不建议在宝宝出牙时吃夜奶。

 宝宝常见外伤的家庭护理

宝宝天性好动，喜欢探索未知的世界，所以宝爸宝妈们必须给宝宝创造一个安全的居家环境。有时候虽然做好了一些安全预防措施，但还是宝宝难免还是会意外受伤，这时迅速正确的急救就很重要！淤青了揉揉就好？破皮了用纸巾擦擦？烫伤了涂牙膏、涂酒、涂酱油……这些做法都是错的！

（1）跌落、跌倒或被撞出淤青。宝宝发生这些情况后，家长需要留意几点：宝宝是否出现过昏迷（哪怕是一过性的昏迷）？是否哭闹不止？是否精神不振或烦躁不安？是否出现呕吐、嗜睡？如果答案是否定的，且宝宝精神状态无异常，只是出现一些淤青或小伤口，则不用马上送往医院，可以先帮宝宝做一些简单的处理。一般来说，小面积的淤青通常几天就会慢慢消退，大多不用特殊处理。

而对于头部着地，跌落后不哭不闹、精神状态较差的宝宝，一定要及时送医院检查，并注意在送医途中不要去晃动宝宝的头部，可把毛巾或布卷成卷，置于宝宝颈部两侧，以固定宝宝的头颈部。

（2）擦伤、切割伤。很浅、面积较小的伤口，可用湿纸巾或清水将伤口擦洗干净，用皮肤黏膜消毒剂安尔碘消毒伤口周围的皮肤，然后涂一层外用消炎药膏，再贴上创可贴或用消毒纱布包扎好。如擦伤面积较大、伤口内有无法自行清洗的沙粒、污物，受伤部位肿胀、严重疼痛，或受伤在重要位置，建议立即送医。大而深的伤口，应及时带宝宝去外科做局部清创处理，并注射破伤风针剂。

（3）骨折。外伤后轻触受伤部位，若宝宝剧烈哭闹、拒绝触摸，表情异常痛苦，并且受伤的关节活动受限，受伤的身体部位出现肿胀，或有异常的折角、隆起、青紫、淤血等，可初步判断为有骨折的情况。一旦怀疑有骨折或脱臼，家长要尽量减少对受伤身体部位的移动，以免骨折、脱臼移位引起神经血管的损伤。出血可用消毒纱布压迫伤口止血，伤口用消毒纱布覆盖。用硬木板片或杂志临时把骨折的两端固定好。做完紧急处理后，第一时间把宝宝送医。

（4）扭伤。受伤后 24 小时内，最好选择冷敷。用冷毛巾包冰块冷敷 20 分钟，冷敷可以达到镇痛消肿的效果。受伤第 2 天后，父母可以改用热敷促进肿胀消退，也可帮宝宝揉揉受伤处。有条件的话，还可以用弹力绷带包扎扭伤部位，保护和固定受伤关节。把扭伤部位垫高也可帮助减轻肿胀。需要特别提醒的是，脱臼和骨折有时会被误认为是普通扭伤，如果不能准确判断，还是要及时就医。

异物伤害的预防及应对

（1）气管异物的预防。①预防气管异物，重要的是养成良好的生活习惯，吃饭时不要谈笑或惹宝宝哭闹，特别是对于牙未长齐的宝宝，更应该遵守这一原则；②3岁之前的宝宝不建议食用花生米、豆子、瓜子、枣核、西瓜籽、糖球等食品，3岁之后注意食用这类食物时必须有大人看护，而且吃的时候不要含在口腔里，应尽快嚼烂了吃下去；③将家里的花生米或带硬皮的东西收藏好，以免宝宝自己动手拿到，含在嘴里玩，呛入气管；④尽量避免使用图钉、别针、钉子或小的夹子，另外，未充气的气球对婴幼儿也是有危险的东西，婴幼儿有可能吞下造成窒息。

（2）气管异物的处理方法。①背部拍击法。如果是3岁以下孩子，可把孩子抱起来，一只手捏住孩子颧骨两侧，手臂贴着孩子的前胸，另一只手托住孩子后颈部，让孩子头向下趴在施救者的双腿上，施救者用手掌根在孩子肩胛骨中间连续用力拍击1～5次，将异物震出。②腹部拍击法。如果异物没有出来，需要把孩子翻过来，仰面躺在坚硬的地面或床板上，施救者跪下或立于孩子足侧，或施救者坐下，使孩子骑在施救者的两大腿上，面朝前，施救者将两手的中指或食指，放在孩子胸廓下和脐上的位置，快速反复压迫，但要避免弄伤孩子，直至异物排出。③环抱压腰法。握拳抱着孩子的上腹部，即肚脐上1寸的地方，用力向内、向上挤压数次，直到异物被挤出。如果孩子已昏迷，无法站立，应采取仰卧体位，使其头偏向一侧，不要面部朝上。施救者用两手掌向内、向上推压孩子的腹部，使异物被挤到其口腔内。如果孩子出现喘、呛咳、憋气等，家长不会急救，应立刻送医院，切勿等待异物自己排出，以免延误治疗，给孩子造成更严重的伤害。

（3）沙子进眼的预防。①平时最好能关注天气变化，以便采取防备措施；②风沙天气最好不要外出；③如到海边或沙滩等有沙子的地方游玩，可以给小孩子戴好儿童墨镜，防止沙子进入眼睛。

（4）沙子进眼的处理方法。①沙粒迷了眼，切勿用力揉搓，以免使眼睛受伤；②用手指捏住眼皮轻轻往外拉动，泪水会流到有异物的地方，沙粒也可能会随泪水流出来；③用食指和拇指捏住眼皮往外翻，找到异物后，用嘴轻轻地吹，或用洁净的棉签轻轻蘸取，都可把异物除掉，但翻眼皮的双手必须洗干净；④如果用棉签不能将异物蘸出，说明异物已嵌入角膜或巩膜，或出现严重出血，此时千万不能随意自行处理，一定要请眼科大夫处理。

（5）外耳道异物的处理方法。一旦外耳道有异物，不会说话的小孩子可表现出烦躁、哭闹、抓耳，并伴随听力下降等异常现象，家长需要特别关注。常见外耳道异物的种类有小物品（豆子、珠子、石子）、昆虫等。昆虫有钻孔的习惯，它们进入耳道后，一般只向里爬。可在黑暗中用手电在外耳道口照射，因昆虫有趋光的习性，有的可自行爬出。如果发现异物，最好到医院找医生取出，如果自行取出，容易把比较靠外的、容易取出的异物推到里面，或由于孩子疼痛、恐惧、哭闹、不合作，损伤耳道，甚至穿破鼓膜。如果是豆类、遇水膨胀的物品应禁止弄湿耳道。异物不能取出应及时去医院。

46 流感的预防和处理

　　流行性感冒，简称流感，是流感病毒引起的一种急性呼吸道疾病，属于丙类传染病，以冬春季多见。宝宝机体发育不成熟，自然抵抗力比较差，属于流感的易感人群。在居家生活中如何预防流感发生呢？流感患者是主要的传染源，病毒主要通过飞沫和接触传播。家长一定要勤洗手，尤其在咳嗽或打喷嚏后、接触宝宝前，还要尽量避免用手去触摸眼睛、嘴巴、鼻子。家长要少带宝宝去人员密集的场所，如游乐场、超市等；保持室内的清洁卫生，每天可以开窗通风，上午下午各开窗一次，每次 30 分钟左右，保证空气流通。家庭成员中有得流感者，要做好隔离，且戴好口罩，切断流感的传播途径，避免小宝宝被传染。

　　如果宝宝在居家生活中患了流感如何处理呢？一旦宝宝得了流感，需要遵医嘱按时给宝宝喂药，观察宝宝的精神及一般状况，如有不适及时就医；宝宝使用过的物品如奶具、食具、毛巾、手绢、玩具等要及时消毒，食具要煮沸 30 分钟，不能加热消毒的可以放在阳光下暴晒 2～3 小时；给宝宝多喂水，促进其身体的新陈代谢；保持宝宝的口腔清洁，可以用棉签蘸温盐水清洗口腔，减少口腔细菌感染；让宝宝多休息，保证充足的睡眠；保证室内空气新鲜、湿润，防止空气干燥刺激呼吸道引发咳嗽；为宝宝盖好被子，防止着凉加重病情。流感和普通感冒很容易混淆，宝宝患了流感，主要有发热、高热不退、精神反应差、拒奶、呕吐腹泻等症状，其他家庭成员或经常接触的人也可能会有相同的症状，而普通感冒则以打喷嚏、流鼻涕为主要症状。所以家长要学会区分流感和普通感冒的表现，以免延误诊疗。

47 如何帮助发展1～2个月宝宝的观察力

观察力是指对事物的观察能力。宝宝通过观察来发现新奇的事物，在观察过程中对声音、气味、温度等有一个新的认识。观察力是宝宝发育的基石，是宝宝获取周边事物信息、形象并产生联系的基础，对于想象力和思维的发展都具有很重要的意义。

1～2月龄的宝宝可在15～25厘米的距离视物，追视范围在45°至90°，当有发亮的东西或色泽鲜艳的东西出现在视野时，可以发出喜悦的声音或睁眼注视。宝宝更容易注视人脸及复杂的图形。此时可对宝宝进行视觉训练：选择色泽鲜艳的小球或曲线卡片吸引其注意，同时呼唤宝宝的名字，观察宝宝注意力是否在玩具上。

刚出生不久的宝宝，不仅可以听到声音，对声音的频率也很敏感，对人发出的声音也很感兴趣。此时可对宝宝进行听觉训练。在宝宝周围播放舒适的音乐声音，让宝宝学会听声辨位，寻找声源；或在宝宝耳边轻轻呼唤，观察宝宝的反应。

皮肤是最大的感觉器官。当物体接触宝宝不同身体部位时，宝宝可以做出不同的反应。如当触碰宝宝口周皮肤时，他们会做出觅食或吸吮的动作。此时可对宝宝进行触觉训练，如在合适的时间对宝宝进行皮肤抚触，促进其神经末梢的发育。多让宝宝的感觉器官参与认知活动，培养宝宝的观察兴趣，通过感觉的不同反馈来提高宝宝的观察能力。

48 不同年龄的宝宝该如何选择玩具

　　玩具对于宝宝来说是十分重要的，具有提高宝宝的认知力、创造力和身体机能等作用，那不同年龄段的宝宝该如何选择玩具呢？

　　1～3月龄是宝宝大脑的快速发育时期，也是感知觉发展最快的时期。宝宝的视觉和听觉是获取信息的主要途径。家长可以为此月龄的宝宝创造一个有丰富感觉刺激的环境。可以在宝宝的小床前悬挂颜色鲜艳或能发出声音的玩具，如拨浪鼓、摇铃、彩带等；可以给宝宝看黑白图卡和色泽鲜艳的简单图画；爸爸妈妈在拥抱宝宝时可以亲切地呼唤宝宝，同时引导宝宝的视线追物；在对宝宝进行触觉刺激时，可以选择全身抚触，增进亲子感情。

　　4～6月龄的宝宝，其躯干控制的能力逐渐发展，可获得抬头、翻身、发出咿咿呀呀的声音、双手均可抓物、转头寻找声源等能力。家长应为此月龄的宝宝创造一个丰富多彩的环境，让其看到不同的颜色与形状，听到不同的声音，用手去触摸和感知物体的形状。家长可以为宝宝提供颜色鲜艳的手握彩球、带有悦耳音乐的玩具、不同形状的塑料动物、一握即响的彩色玩具等。可将宝宝感兴趣的玩具放在其身侧，引导其进行翻身练习；用一握即响的玩具练习宝宝手的抓握能力；随着宝宝长大，可选择颜色不同的、由大到小的变形玩具，引导宝宝转换注视重点；还可以做一些镜像游戏、躲猫猫游戏，来提高宝宝的认知，发展其想象力。

7～9月龄的宝宝，会用爬行的方式去追寻自己想要的东西和寻找消失的物体，精细动作进一步发展，可以捏取小的物体。为此年龄段的宝宝选择玩具时，可以选择不倒翁、敲打鼓、拉绳的音乐盒、带有盖子的盒子等，既能发出声音，又能锻炼其手部精细动作。

10～12月龄的宝宝开始想要独立行走，会尝试去取一些物品，手指动作更加精细，可以开口说话，从模仿单字到有意识地叫爸爸妈妈等。此时，爸爸妈妈要与宝宝多多进行语言交流，让语言与实际生活贴合，帮助宝宝更加清楚地认识这个世界。为此月龄的宝宝选择玩具时，可以选择易摆弄且宝宝能够操作的玩具，甚至可以为其准备一个玩具天地，将不同的玩具如小球、娃娃、音乐盒、积木、小餐具、各种塑料小动物等摆放在一起，让宝宝根据兴趣去选择。也可以在家与宝宝共同做一些简单的手工，如在画好图案的硬纸盒上做扣洞练习，提高宝宝手指的灵活性；随着宝宝认知能力的增强，可以买一些简单的图画，和宝宝玩认图识物游戏。

在为宝宝挑选玩具的时候，不仅要使玩具符合宝宝身心发展的特点，还要注意宝宝的安全，在宝宝玩玩具时一定要有大人的陪同，不要让宝宝一个人玩耍，避免玩具有太多的小零件时，宝宝误食异物。要选择无毒性，容易清洗的玩具，还要选择质地比较光滑，无锋利棱角的玩具，避免划伤宝宝。

第 3 篇

需警惕

吐泡泡、呼吸快、面色青，当心新生儿肺炎

　　为什么宝宝刚生出来就会得肺炎呢？正常情况下，顺产宝宝经过产道挤压约有1/3的肺泡液会经气道从嘴巴、鼻子里排出来，但有些宝宝因为某些生产原因或者妈妈状态的原因影响了肺液的排出和吸收，这样就发生了新生儿肺炎。

　　哪些宝宝容易得新生儿肺炎呢？剖宫产宝宝、早产宝宝、羊水污染的这类宝宝比较容易得新生儿肺炎，另外妈妈孕期有感染的宝宝得肺炎的概率也会比较高。所以这类宝宝在出生后医生一般会建议在新生儿科观察 48 小时，并评估是否使用抗生素。这时候宝妈可不要纠结"我家宝宝刚出生就用抗生素会不会不好"，等到孩子呼吸看上去很糟糕，需要呼吸支持时，后悔就来不及了。当医生排除感染后会立即停止用药的。

　　宝宝回家后还会得新生儿肺炎吗？当然会！宝宝回家后发生的肺炎基本是感染性的，它的专业说法叫"社区获得性肺炎"，顾名思义就是被家里人传染的。所以，孩子出院回家后，应谢绝客人拜访，尤其是患有呼吸道感染性疾病的，要避免进入宝宝房间；妈妈如果有呼吸道感染症状，必须戴口罩接触孩子。

　　宝宝得了新生儿肺炎一定要住院吗？新生儿肺炎原则上都应该住院治疗。由于新生儿咳嗽反射发育不成熟，呼吸道分泌物不能咳出，很容易引起窒息，所以必须经常吸痰、雾化，以保持宝宝气道

通畅；宝宝在患病期间，一般会奶量下降，甚至拒乳，需静脉输液来补充能量。新生儿病情变化快，而静脉输抗生素等操作都只能在医院完成，所以，一般新生儿得了肺炎医生都会直接建议住院。

宝宝出院回家后要如何护理？要密切观察宝宝的体温变化、精神状态、呼吸情况。注意经常为宝宝变换体位，特别是在喂奶后，应让宝宝采取头部略高的侧卧位，保持呼吸道通畅，以利分泌物排出并防止呛奶后吸入。室内空气要新鲜，太闷太热对肺炎患儿都非常不利，会使咳嗽加重，痰液变稠，呼吸更为困难。新生儿室内温度应在 22 ～ 24 摄氏度为宜，相对湿度维持在 55% ～ 65%，每天还应开窗通风 2 次，保持室内空气流通，但要避免对流，以防宝宝受凉。宝宝的衣被、尿布应柔软、干净，哺乳用具应消毒。父母和接触宝宝的人应注意卫生，注意洗手。

宝宝老是呛奶会变成肺炎吗？有些呛奶确实会造成乳汁吸入性肺炎，但除非处理不当，绝大多数呛奶的宝宝都能缓过来，没那么容易引起肺炎。但是也有一些宝宝可能会因为已经得了肺炎而容易呛奶，呛奶只是症状而不是原因。这类宝宝呛奶后如果出现呼吸异常，应立刻去医院就诊，不能抱有"我再观察观察"的心理。

② 黄疸迟迟不退可能是"高胆红素血症"

"十个娃娃九个黄。"新生儿黄疸到底是什么？新生儿黄疸又称新生儿高胆红素血症，是新生儿胆红素代谢异常引起血中胆红素升高，造成皮肤、巩膜及黏膜黄染的临床现象。

新生儿黄疸很常见，就不用看医生了吗？黄疸分为生理性黄疸和病理性黄疸。生理性黄疸的宝宝一般生后 2～3 天开始皮肤黄染，4～5 天达高峰，持续 7～10 天消退（早产儿可能持续 2～4 周）。如果宝宝在这段时间里黄疸比较轻，每天都在消退中，那可以每天在家晒晒太阳，以观察为主。当出现以下几种情况时则属于病理性黄疸了：生后 24 小时就出现黄疸；黄疸进展快、持续时间长（超过 2 周），或退而复现。病理性黄疸不是晒晒太阳就能解决的，必须及时就医，查找病因，万一延误治疗造成胆红素脑病及核黄疸，导致听力受损、脑瘫，影响智力甚至危及生命就后悔莫及了。

黄疸值多少算危险？这其实不是一个简单的数值就能回答的，要考虑到孩子的月龄、体重、高危因素等，所以家长应多听医生的建议，不要自己判断。

宝宝出现黄疸时新手爸妈该如何观察？①黄疸通常从头部开始，眼睛巩膜是最早黄的。若宝宝只是微黄，体温、体重、食欲、精神及大便都正常，可以继续观察。若宝宝越来越黄，手心、脚底心都黄了，或皮肤呈金黄色、暗绿色、暗黄色等非正常颜色就要及时就医了。②宝宝如果有精神不振、拒乳、易哭闹、尖叫、两眼斜视、四肢强直、抽搐等情况，立即就医。③观察宝宝的大便。正常新生儿胎便 2～3 天逐渐转为黄色，如果宝宝排泄不畅或次数异常，颜色越来越淡，甚至呈白陶土色，应警惕胆道疾病，须及时就医。④宝宝出现黄疸期间，家长应密切观察皮肤颜色，如果黄疸时间较长，超过了常规黄疸周期，须及时就医。

黄疸怎么治疗？目前光疗是最简单、常用、经济、有效的治疗方法。新生儿光疗的光波波长容易对视网膜造成伤害，也会增加生殖器鳞癌的风险，但是只要光疗的时候用光疗眼罩遮住眼睛和使用光疗尿布就可以避免。光疗可能会使宝宝出现发热、皮疹、腹泻等不良反应，暂停光疗后都能缓解，所以家长不必过于担心。在专业的新生儿科进行光疗是非常安全的。现在市场上有光疗灯售卖，可以让家长在家光疗，但专业医生并不推荐这种做法。自行光疗不但不能保证效果，还容易延误病情，而且可能会因为操作不当引起各种安全问题。

O 型血妈妈的宝宝更易得黄疸吗？我们平时所说的"妈妈 O 型血，宝宝容易黄疸"常发生在 O 型血母亲与 A 型或 B 型血孩子之间。如果妈妈是少见的 RH 阴性血，孩子是常见的 RH 阳性血，就要更加注意黄疸的问题。一般 ABO 血型不合发生在第一胎，RH 血型不合一般发生在第二胎以后。ABO 血型不合的临床表现稍微轻些，但是 RH 溶血一般会比较重。

新手妈妈怎么样才能防止宝宝黄疸的发生呢？为了防止正常新生儿发生严重的黄疸，给宝宝尽早开奶是最好的预防方法。早接触、早开奶既能保证奶量的充足，又能促进宝宝胎便的排出，减少肝肠循环，从而减少黄疸的发生。如果妈妈因为某些疾病不能开奶或奶量不足的，应及时添加配方奶粉。让孩子吃饱是预防黄疸的关键。

纯母乳喂养会造成宝宝黄疸吗？"母乳性黄疸"是一个让家长挺纠结的问题。喂？宝宝黄疸消退慢，让人担心；不喂？都说母乳是宝宝最好的营养品，不给孩子吃总觉得亏欠了他。我们来了解一下这个"母乳性黄疸"吧。与母乳喂养相关的黄疸可以分为两类，即母乳喂养性黄疸和母乳性黄疸，虽然这两种有时会被笼统称为"母乳性黄疸"，但其实两者的原因、处理方法都不一样。

母乳喂养性黄疸主要原因是喂养不当导致新生儿胎粪排出不及时，从而造成胆红素排出延迟和重吸收增加。避免母乳喂养性黄疸最关键的方法就是增加喂养量。一方面要让宝宝多吸吮以刺激母乳分泌（8 ～ 10 次／天）；另一方面要纠正不正确的哺乳姿势，提高母乳喂养效率。当然，如果胆红素达到干预标准了也一样需要及时治疗。这种情况的宝宝胆红素值不会特别高，但是会持续很长时间，有的甚至在生后 2 ～ 3 个月才能完全消退。如果妈妈内心够强大也可以选择不停母乳，但是必须做到密切监测，万一宝宝的情况达到光疗标准了，还是要让宝宝去光疗的。有的宝宝停母乳 3 天后胆红素明显下降了，但是恢复母乳后又上升了，这种情况都是正常的，反弹后的胆红素一般会比停母乳前的要低一些，所以不必再次停母乳。随着宝宝肝脏功能逐渐发育成熟，黄疸最终会消退的。

母乳性黄疸主要见于纯母乳喂养或以母乳喂养为主的新生儿，多发生于宝宝出生后 5 ～ 15 天，持续 2 ～ 12 周才逐渐消退。停母乳喂养后，48 ～ 72 小时黄疸就会明显减轻。

③ 吃奶费力，口周、指甲青紫，警惕先天性心脏病

先天性心脏病，也称先心病，是由胎儿时期心脏及大血管发育异常，或者胎儿时期血液循环特有的孔道在出生后未闭合而形成的

先天性畸形，是小儿最常见的心脏病，也是最常见的一种出生缺陷性疾病。不同患儿的病情会有不同的症状及严重程度，通常会出现呼吸快、胸闷、多汗、口唇发绀等症状。

先心病能预防吗？虽然先心病的病因尚不明确，但为了预防先心病的发生，我们还是能采取一些预防措施的。

（1）做好孕期保健。特别是妊娠早期的保健，如积极预防风疹、流行性感冒、腮腺炎等病毒感染；要避免接触放射线及一些有害物质；还要积极治疗原发病，如糖尿病等，遵医嘱用药；另外，要注意合理膳食，避免营养缺乏。

（2）避免强磁场。在怀孕早期（前3个月），孕妇尽量别在磁场强的地方待太长时间，因为这时的胎儿各个器官还在形成阶段，这样做很可能会让宝宝患上先天性心脏病。

（3）婚检。先心病是一种多基因遗传病，约有90%的先心病是由遗传与环境相互作用造成的。所以，对于曾患过先心病的人想要生个健康的宝宝，最好的办法就是在婚前去医院进行婚前检查及遗传咨询。

先心病能治好吗？如果治疗时机得当，先心病90%以上是可以医治的。在最佳的时间通过手术治疗或介入治疗，大多数先心病患儿能被治愈。部分复杂先心病患儿仅能姑息治疗，不能达到完全性生理矫正。

先心病有没有自愈的可能呢？先心病一般是无法自愈的，但临床上有部分简单的先心病，如房间隔缺损、室间隔缺损、动脉导管未闭这三种情况存在较高的自愈可能。

房间隔缺损是婴幼儿常见的先心病之一。一般来说，如果此病发生年龄在出生后3个月以前，诊断的缺损小于3毫米，1岁半以前几乎都可能自愈；缺损在3～8毫米的，在1岁半以内也有很多可自然愈合；如果缺损在8毫米以上就很少有自愈的可能了，应遵医嘱，及时治疗。绝大多数房间隔缺损自愈发生在2岁前，因此房缺手术大多安排在2岁左右。

室间隔缺损占所有先心病的20%左右。室缺可分为大、中、小三个等级。单个小缺损直径小于5毫米，愈合率高；大缺损直径大于8毫米，愈合率低，一旦发现建议尽快手术。

动脉导管未闭的自动愈合与上述两种类型不同，它的自愈率不仅与未闭血管粗细有关，而且与患儿的出生状况有关。约80%的此病患儿在出生后3个月内，其动脉导管能闭合，少数可延迟到6个月，1岁前闭合概率大，1岁以后基本没有自愈可能。因此动脉导管未闭的手术安排在6～12个月进行。

先心病什么时候手术最好呢？手术的最佳时机取决于先天畸形的程度，以及患儿的年龄、体重、全身发育和营养状况等。一般简单的先心病建议在患儿1～5岁时手术，因为年龄过小、体重偏轻、全身发育及营养状况差，会增加手术风险；年龄过大，心脏代偿性增大，有的甚至会出现肺动脉高压，同样会增加手术难度，术后恢复时间也较长。对于先天畸形严重且影响生长发育，甚至威胁患儿生命的复杂畸形，需要分期手术的，越早越好，不受年龄限制。

脐炎是小病，发起来也要命

　　为什么会得脐炎？脐炎是指细菌从脐残端侵入并繁殖所引起的急性炎症，是新生儿常见的急性感染性疾病，多是由于在断脐时或断脐后，消毒不严或护理不当所致。脐炎可引起脐周皮肤红肿、脐窝湿润，伴有脓性分泌物，严重时可向周围组织或皮肤扩散，引起腹壁蜂窝组织炎、皮下坏疽、腹膜炎、败血症甚至死亡，所以新手爸妈要引起重视。

　　脐炎如何治疗？首先必须保持局部干燥，勤换尿布，防止尿液污染，尿布过大时应向下反折，不要盖住脐部。对于轻症者可用 3% 过氧化氢溶液和 75% 浓度的酒精消毒，每日 2 ～ 3 次。严重的需遵医嘱使用抗生素治疗。若脐部已形成脓肿的，必须切开引流并定期换药。有大的肉芽创面，可手术切除或激光、电灼去除肉芽组织。

　　日常应该如何护理脐部来防止脐炎的发生？新生儿脐带未脱落前，保持脐部干燥是加速脐带结痂脱落最好的方法。为宝宝沐浴后可用干棉签吸干脐周水分；换尿布时注意不要让尿布盖住脐部，防止宝宝排尿后弄湿脐部创面；选择质地柔软的棉质衣物，减少对脐部的摩擦。观察脐部有无渗血，如果渗血严重需去医院重新结扎止血；如无渗血渗液等情况，保持干燥即可，等待脐残端自然脱落。在脐残端脱落后，每天为宝宝沐浴后可用 3% 过氧化氢溶液或 5% 聚维酮碘涂擦脐残端及其周围，如果有结痂形成，应将结痂掀起，从内向外涂擦，才能真正起到消毒的作用。如果发现脐周红肿、脐窝有脓性分泌物或有异味时，及时就医。

5 宝宝哭闹时腹股沟鼓出来一个包，当心腹股沟斜疝

　　如果家长发现孩子腹股沟部位长出一个时鼓时消的包，那极有可能是疝。疝是由于宝宝腹部缺少强有力的肌肉层保护，随着年龄的不断增长，腹股沟区承受张力的能力不断减低，因此孩子肚子里的肠管、脂肪等连同腹膜，可能会经过腹壁的薄弱点或孔隙，向体表膨出。腹股沟斜疝是疝的一种，是因为孩子腹腔脏器尤其是小肠坠入腹股沟区，形成了俗称的"脱肠""气蛋"。

　　腹股沟斜疝一定要手术吗？腹股沟斜疝一般不能自愈，宝宝一开始仅在站立、行走、跑步或剧烈咳嗽时腹股沟出现肿块膨出，平躺时肿块消失不见。有些宝爸宝妈们可能觉得疝气不痛就不需要治疗，但随着病程的延长，疝囊长期被反复摩擦会变得肥厚，疝内容物和内壁发生粘连，不能完全回纳。有时宝宝腹股沟会突发嵌顿的疝，肿块平躺时不能消失，家长在宝宝的腹股沟区可摸到包块，按压时宝宝可能会哭闹，时间较长还可出现包块周围皮肤红肿，疼痛加重。嵌顿不及时处理会导致小肠缺血坏死，对宝宝未来的生育能力及身心发育造成巨大影响。男宝宝可引起精索血管受压导致睾丸缺血坏死，女宝宝则可能出现卵巢缺血坏死，所以嵌顿性疝是腹股沟斜疝最严重的并发症。一经发现应尽早到小儿外科就诊，由医生

制定治疗方案。医生会用专业手法暂时地整复嵌顿的疝，但所有的疝都最好是采用手术治疗，通过无张力疝修补术降低疝的复发率。

如何预防疝气的发生？为了预防腹股沟斜疝，宝爸宝妈们也应当注意避免让宝宝做一些增加腹内压的动作，如剧烈咳嗽、用力排便等。在日常照顾中可以时常观察宝宝的腹股沟部或阴囊处，是否存在时隐时现的肿块。让我们一起用细心、耐心、爱心，守护宝宝吧！

6 宝宝阴囊两侧大小不等，当心鞘膜积液

有些家长会发现男宝宝一侧的"蛋蛋"特别大，而另一侧的"蛋蛋"却较小，即两侧阴囊大小不等，但是宝宝不会感觉到痛也没说有什么不舒服，这时就要当心是不是出现鞘膜积液了。鞘膜积液一般没有全身症状，只在给宝宝洗澡或者换尿布的时候发现肿块，宝宝不会感觉到痛，家长们可以用手电筒去照射宝宝肿大的地方，发现肿的地方透光，就说明是鞘膜积液。

为什么会得鞘膜积液呢？男宝宝出现的鞘膜积液多数是先天发育不完善导致的。在妈妈怀孕的过程中，男宝宝的"蛋蛋"会通过一个叫作鞘状突的通道从肚子下降到阴囊。正常男宝宝出生时这个通道会关闭，而部分男宝宝这个通道没有关闭，就可能会有一些液体从肚子里顺着通道漏下来，就会出现鞘膜积液，导致一边的"蛋蛋"大，一边的"蛋蛋"小，也俗称"水蛋"。

鞘膜积液严重吗？要手术吗？刚出生的宝宝的鞘膜积液在2岁前有自行恢复的机会，在2岁以内，提倡观察。但如果"蛋蛋"变得特别大，也可能会影响供血导致"蛋蛋"萎缩，也容易感染引起红肿和疼痛，此时可选择手术治疗。2岁以上宝宝的鞘膜积液仍未恢复，或者较大的儿童出现鞘膜积液，都应该手术治疗。同时还有一种疾病在家长看来也会表现出两边"蛋蛋"不一样大，那就是隐睾。这种疾病需要在2岁内完成手术，否则会影响"蛋蛋"发育。所以，还是建议家长们一旦发现宝宝两边"蛋蛋"不一样大时尽早到医院就医，寻求医生的帮助。

⑦ 宝宝嘴里长"白毛"，当心鹅口疮

什么是鹅口疮？鹅口疮又叫"口咽假丝酵母菌病"，最常见的是由"白色假丝酵母菌"感染导致的。本病通常在宝宝的唇、颊、舌等部位的黏膜表面，导致不规则的白色斑块。这种白斑很难擦掉，如果用力去擦，会看到下方红色、破损的黏膜。

为什么会得鹅口疮？如果妈妈阴道有霉菌感染，宝宝在出生时可能会通过产道接触母体的分泌物而感染；奶瓶、奶嘴消毒不彻底，或母乳喂养时，妈妈的奶头不够干净，都可以是感染的原因；接触感染了念珠菌的食物、衣物和玩具；宝宝爱咬手指，咬玩具，这样就易把细菌、霉菌带入口腔，引起感染；另外长期服用抗生素，或应用激素治疗不当，造成体内菌群失调，导致霉菌乘虚而入并大量

繁殖，都会引起鹅口疮。

鹅口疮怎么治疗？可用 2% 碳酸氢钠溶液清洁口腔，或局部涂抹 10 万～ 20 万单位 / 毫升的制霉菌素溶液，每日 2 ～ 3 次。

舌苔发白就是鹅口疮吗？宝宝吃奶次数多，舌背黏膜正常脱落的上皮细胞夹杂着奶渍就形成了舌苔。如何区分舌苔和鹅口疮呢？舌苔位于舌的中后部，舌尖少见；鹅口疮则可以出现在舌尖上、嘴唇上、上颚上嘴巴里的黏膜上。舌苔用棉球一刮就很容易刮掉，刮掉后，舌头正常；鹅口疮很难刮掉，用力刮掉后会出现鲜红的创面。

得了鹅口疮，家里该如何消毒呢？白色假丝酵母菌对于热的抵抗力不强，60 摄氏度，加热 1 小时就能杀灭。对于阳光、紫外线、酒精的抵抗力较强。所以，所有宝宝能煮的玩具、奶瓶、安慰奶嘴等都煮沸消毒，煮完晾干。妈妈的内衣也要用高温烫洗的方式清洗。每次喂完奶，用制霉菌素涂抹妈妈乳头。

怎样预防鹅口疮的发生呢？

（1）在喂奶之前，妈妈应该用清水洗净双手，并用干净的温湿毛巾清洁乳头。

（2）减少孩子吃手指、含奶瓶、吃安慰奶嘴的时间。长期吸吮这些，会不断刺激宝宝的口腔黏膜，导致损伤，容易患上鹅口疮。

（3）适当增加维生素 B_2 和维生素 C 的摄入。

（4）不乱用抗生素。抗生素可能会杀灭抑制白色念珠菌的细菌，从而导致白色念珠菌大量繁殖，引发鹅口疮。

8 宝宝喝奶拉肚子，可能是乳糖不耐受

　　什么是乳糖不耐受？你有没有喝完牛奶后肚子不舒服的情况？比如肚子胀、拉肚子等，这就是我们说的乳糖不耐受。乳糖不耐受症是指由于人体内缺乏乳糖酶，不能完全消化分解母乳或牛乳中的乳糖而引起的一系列临床症状。由于一些宝宝的肠道不能分泌分解乳糖的酶，乳糖就会在肠道中被细菌分解，变成乳酸，从而破坏肠道的碱性环境，而使肠道不得不分泌大量的碱性消化液来中和乳酸，所以宝宝喝了奶之后就很容易发生腹泻。

　　乳糖不耐受有哪些症状？腹泻，大便呈稀水样，有泡沫及酸臭味，可伴随腹胀、腹痛或呕吐，严重情况下还会出现脱水、酸碱平衡失调等情况。反复的腹泻还可影响营养物质的吸收，造成生长发育迟缓。

　　乳糖不耐受症如何治疗？如果确诊是先天性乳糖酶缺乏的宝宝，应终身禁食乳糖。患继发性乳糖不耐受的宝宝可暂时使用无乳糖奶制品或发酵乳。对于患难治性腹泻的宝宝，应及时纠正电解质紊乱，避免滥用抗生素。治疗主要包括饮食治疗、补充乳糖酶、补充益生菌等。

　　如何判断孩子是乳糖不耐受症？如果宝宝有感染性腹泻史，或肠炎治愈后仍出现腹泻，伴有腹胀、腹痛等，就要考虑是否存在乳糖不耐受了。如果怀疑宝宝有乳糖不耐受，可去医院进一步检查确

诊。婴幼儿的常用检查方式是大便还原糖及 pH 值测定、尿半乳糖检测试验。另外，呼气查氢气也是查乳糖不耐受的一个方法。

乳糖不耐受的宝宝是一点儿奶都不能喝吗？当然不是！乳糖不耐受首先可以选择低乳糖奶及奶制品，如酸奶、奶酪、低乳糖奶等。以奶制品为主食的婴儿可选用无乳糖奶粉，不含乳糖又能确保蛋白质、矿物质和维生素的供应；已经添加辅食的大宝宝，辅食应避免含乳糖的食物，而以谷物类、豆奶或豆类食品及肉类等不含乳糖食物为主。另外，乳糖不耐受的宝宝在尝试喝奶时可以少量多次摄入，从 50 毫升左右开始，之后逐渐增加。

乳糖不耐受要停母乳吗？如果宝宝是母乳喂养，出现乳糖不耐受不需要停母乳，可在每次母乳喂养前添加乳糖酶。当宝宝腹泻好转时，乳糖酶可以逐渐减量直到停用。

9 宝宝奶粉喂养，大便带血丝，警惕奶粉过敏

如何区别乳糖不耐受和奶粉过敏？上面我们提到了乳糖不耐受，而作为它的难兄难弟的"奶粉过敏"有着和它相似的症状。家长要如何分辨这两种情况呢？乳糖不耐受是婴儿体内缺乏乳糖酶，不能完全消化牛奶中的乳糖从而引起一系列症状。而奶粉过敏是宝宝对牛奶中的某些蛋白质产生过敏反应。牛奶蛋白过敏可表现为慢性腹泻、吸收障碍，严重的可引起低蛋白血症、生长发育迟缓等。简单地说就是：乳糖不耐受主要是消化系统的问题，而牛奶蛋白过

敏主要是免疫系统的问题。

牛奶过敏还能喂母乳吗？妈妈的饮食如果严格回避了牛奶蛋白及奶制品，就可以继续给宝宝喂母乳。应回避的食物包括牛奶、乳制品、黄油、鸡蛋、海鲜、河鲜、花生、坚果等。在回避饮食期间，妈妈可以在每周的饮食中增加一种已经回避的食物，如果增加该食物后宝宝的过敏症状再次出现，那妈妈在以后添加辅食的过程中应严格回避该食物。如果妈妈在饮食回避后宝宝出现了生长发育迟缓或其他营养素缺乏，或导致母亲出现自身健康问题则建议暂停母乳喂养。

牛奶过敏的宝宝，该如何选择奶粉？按照奶粉中牛奶蛋白的水解程度，配方奶粉可分为四类。

第一类：普通配方奶粉，即完整蛋白配方奶粉，也就是市面上最常见的奶粉。

第二类：部分水解配方奶粉，将完整的大分子蛋白切碎，使牛奶在胃中形成更软、更易吸收的凝乳，从而更容易被吸收，有助于缓解宝宝各种消化不良的问题。口感相对较好。

第三类：深度水解配方奶粉，适用于治疗轻中度牛奶蛋白过敏。口感较可。

第四类：氨基酸配方奶粉含蛋白质游离氨基酸，属于"无敏配方"。价格较贵，口感较差。

可以根据宝宝的过敏程度来选择奶粉，若宝宝部分牛奶过敏可选择部分水解配方奶粉或深度水解配方奶粉，若使用后仍有肠道出血，可更换为氨基酸配方奶粉。

水解蛋白奶粉可以一直喝下去吗？不可以！与"牛奶过敏"的斗争是一个漫长的过程，在这个过程中家长要和医生一起为孩子做好病情的评估，及时调整治疗方案。病情好转后就要及时按照氨基酸配方奶粉—深度水解配方奶粉—部分水解配方奶粉—普通配方奶粉的顺序来转奶。我们并不赞成宝宝长期服用水解蛋白配方奶粉，那样不利于宝宝的身心健康发育和自身免疫的建立。

⑩ 有种冷叫"奶奶觉得冷"，有种热叫"捂热综合征"

什么叫"捂热综合征"？捂热综合征又叫"婴儿蒙被缺氧综合征"，是由于过度保暖、捂热过久而引起婴儿缺氧、高热、大汗、脱水、抽搐昏迷，甚至呼吸、循环衰竭的一种冬季常见急症。每年 11 月至次年 4 月为本病高发期。本病多见于 1 岁以内婴儿，特别是新生儿。

哪些迹象表明宝宝被捂得过热了？

（1）皮肤又红又热，没有水分很干燥。

（2）没有任何疾病的情况下体温超过 40 摄氏度，大汗淋漓。

（3）失去意识（此时的宝宝已经处于严重的危险中了）。

（4）一直处于睡眠状态很难被唤醒。

（5）呼吸浅而急促、脸色发灰、口唇发青。

（6）过度哭闹、烦躁。

除了以上症状，还要注意宝宝的脱水迹象：6 小时以上没有尿湿尿布；口唇干燥，哭起来没有眼泪；尿液颜色很深，眼睛、前囟凹陷；四肢摸起来冰凉、干燥。

发生捂热综合征了家长如果处理？立即拨打 120，并在等 120 期间给宝宝降温！脱掉宝宝身上所有衣物，抱至阴凉的地方；给宝宝温水淋浴，及时降温；如果宝宝有意识，立刻喂点儿母乳或者配方奶粉。

如何预防捂热综合征？

科学合理地给宝宝穿衣服。冬天穿衣原则是：新生儿和幼儿在相同条件下比成人多穿一层衣服，1～3岁宝宝和大人穿一样厚薄的衣服就行。

睡觉盖被不要捂太严实。盖被原则和穿衣原则一样，宝宝和大人一样就行。注意睡觉时不要让被子捂住宝宝口鼻，不要把宝宝头部裹得太热，不要搂着宝宝睡觉。睡觉的时候不要替宝宝穿过多的衣服。宝宝床铺周围不要放置容易引起窒息的东西，比如毛绒玩具、枕头、羽绒被等。

如何判断宝宝的冷和热？有些人会摸手脚冷热来判断宝宝的冷热，摸到小脚凉凉的就立刻像裹粽子一样给宝宝加衣服。要知道，婴幼儿的血液循环系统是不完善的，而手和脚作为血液循环的最后一站，手脚较冷是完全正常的。正确的判断方法是：触摸宝宝的后脖和背部。如果是温热的，说明宝宝不冷；如果微微出汗，可能宝宝有点儿热；如果汗比较多，就要及时减少衣物了。

 宝宝高烧抽搐，警惕热性惊厥

宝宝高烧时发生全身抽搐伴有意识障碍，面色发紫，两眼上翻，持续五分钟左右，惊厥停止后意识很快恢复，这种现象我们常称为热性惊厥，又叫高热惊厥。热性惊厥常发生于 6 个月至 3 岁的婴幼儿。这个阶段的宝宝大脑发育尚不成熟，容易因病毒感染而发烧。

什么样的高烧会引起热性惊厥？不是所有的发热都会引起热性惊厥，家族基因在该病中有着重要因素，如果爸爸妈妈小时候有过惊厥史，那宝宝发烧了一定要当心热性惊厥的发生。而引起热性惊厥的温度也没有明确的门槛。有些孩子发热到 40°C 也不会发生惊厥，有些孩子发热到 38°C 就发生惊厥了。

发生热性惊厥时爸妈该如何做？如果发生热性惊厥了，爸爸妈妈一定不能慌！热性惊厥的具体处理方法是：让宝宝平卧在地板或床上，把头侧向一边，以防呕吐误吸，松开宝宝的衣领保持呼吸畅通；不要摇晃宝宝，更不要过度用力按压他的躯干或四肢，防止骨折的发生；不要掐人中，没有任何证据证明掐人中可以缩短发作时间；不要强行撬嘴巴，也不要往口中塞任何东西；保持环境安静，尽量避免声、光等刺激。抽搐一般持续数秒钟到数分钟就结束，如果抽搐持续超过 15 分钟，应尽快拨打 120 急救电话。

如何预防热性惊厥？在宝宝发热的时候要密切监测体温。不建议宝宝发烧体温在 38.5°C 以下时提早吃退热药或镇静药来预防热性惊厥，但如果超过 38.5°C 了应及时退热。预防热性惊厥的最重要的措施是充分了解热性惊厥的真相，学习如何在孩子发生热性惊厥时进行正确的处理，避免因手足无措、六神无主而耽误了宝宝病情。

热性惊厥会不会有后遗症？这是爸爸妈妈们最关心的问题了。热性惊厥一般不会引起后遗症，有热性惊厥史的孩子大多智力与运动发育良好。但要注意的是，30%～50% 的患儿在发生过一次热性惊厥后，以后发热时还可能会发生惊厥，但一般到学龄期就不再发作。

12 舌尖长成"爱心"，家长需警惕舌系带过短

舌系带就是舌头下面那个细长的黏膜组织，就是我们常说的舌筋。正常情况下，宝宝出生后舌尖呈"V"形，而舌系带过短的宝宝，舌尖就会呈"W"形，像个爱心，舌系带越短"爱心"越明显。

舌系带过短会有哪些影响？舌系带过短会影响婴儿的口腔发育，如影响吃奶，导致发音不清楚、口腔问题等。

（1）影响母乳喂养。经常会有妈妈反映，宝宝只会咬奶头不会好好吸奶，吃不到奶就很急，越急越咬，奶越是吃不到，这样一个恶性循环使妈妈喂奶喂得很痛苦。这时候可以看看是否是宝宝舌系带太短引起的。

（2）影响语言功能。首先，明确一个问题：舌系带短不会影响宝宝说话的早晚，只会对某些发音有影响，如 t、d、z、s、r、l、sh、ch 等。如果宝宝说话"大舌头"，可请口腔科医生评估一下是否是舌系带的问题。

（3）导致口腔卫生问题。舌头有清理口腔的功能。对于大宝宝来说，舌系带过短可能会使得清理牙齿上的食物残渣变得困难，继而容易导致蛀牙和牙龈炎。

（4）影响其他口腔活动。如舔冰激凌、舔嘴唇、吹奏管乐器和接吻等。

舌系带过短，剪或不剪？舌系带到底剪不剪这个问题其实并没有一个明确的答案。如果新生儿舌系带过短已经影响到吃奶了，应去医院评估，寻求解决方案，如果对吃奶没有影响那就建议观察。对于大宝宝，如果发音出现了问题，可以先去儿保看一下宝宝有没有语言发育问题，如果明确没有这个问题，可以和口腔科医生讨论一下剪不剪的问题。

剪舌系带要打麻药、缝线吗？1岁以内宝宝的舌系带手术剪得薄、出血少，基本不用打麻药，也不要缝针，整个过程1分钟就能完成，术后恢复也非常快。超过1岁的宝宝，就需要局部麻醉了，伤口需缝2～4针，术后恢复也相对较慢。一些不太配合的宝宝，甚至需强制执行手术。因此，如果家长能够早发现孩子舌系带过短，就应尽早去医院治疗，这样不仅可以减少创伤，还有利于孩子早期的语言学习。

舌系带矫正术后要注意什么？

（1）手术做完的当天不要给孩子刷牙，术后一两天内有疼痛感是正常的。

（2）术后1周内应进食细软的食物，并按时做好口腔清洁，防止感染。

（3）术中使用的是可吸收缝合线，3周内会自行脱落，无须拆线，若1个月后缝合线仍未脱落，需前往医院查看。

（4）伤口恢复期间让孩子少说话，进食也要尽量避免触及伤口。

（5）对于大孩子来说，术后的发音纠正仍需要较长时间，家长不要太过心急。

眉毛里有黄小痂，耳朵里流黄水，当心是湿疹

　　婴儿湿疹，俗称"奶藓"，是由基因及环境等多种内外因素所导致的一种过敏性皮肤病，大多始发于 2～3 个月大的婴儿。

　　湿疹不是疹子吗？那为什么会是黄黄的小痂或是黄水呢？那是因为湿疹表现出来的症状不同，主要有两种典型的症状。一种是干燥型，常表现为淡红色或者暗红色的斑片，可见密集的小丘疹，无水疱，皮肤干燥没有明显的渗出，看上去像覆盖了一层灰白色糠状的鳞屑。另一种就是渗出型，多见于较胖的婴儿。一开始皮疹在脸颊两边发出，出现界限不清的红斑，红斑上可见密集针尖大小的丘疹、丘疱疹、水疱和渗液。这些渗液干燥后就会形成黄色且厚薄不一的痂皮。

　　那宝宝为什么会哭闹不止呢？因为长了湿疹之后，宝宝都会觉得皮肤瘙痒，很可能会反复抓挠、摩擦患处，导致部分痂皮剥脱，露出有较多渗液的鲜红色糜烂面。严重的湿疹可波及整个面部乃至头皮，奇痒难耐，严重影响宝宝的生活，让他们特别不舒服。

　　湿疹是属于慢性的，好起来比较慢的，又容易反复。看着宝宝难受，家长们都比较头痛。那宝宝长了湿疹以后，该怎么办呢？

　　首先，家长应该带宝宝去正规的医院，确定宝宝的湿疹是由什么引起的，有的是因为过敏原，有的是因为其他原因。因为宝宝的皮肤发育还不完善，不正确的用药可能会导致更严重的问题。应在医生的指导下用药，不能自己随意用药。

其次，修剪宝宝的指甲。因为湿疹皮肤常会出现红斑、丘疹等皮损现象，并伴有剧烈的瘙痒，宝宝容易因为奇痒难耐而用手抓挠患处。而且如果指甲长的话，抓挠患处会让皮损部位感染，从而加重湿疹。父母应避免宝宝过度搔抓皮疹处，导致皮损处继发感染。

另外，家长们要加强对宝宝皮肤的护理。家里要保持适宜的温度，避免过冷或过热。还要避免使用碱性过强的洗浴产品，给宝宝洗澡的水温也不能过高。给宝宝穿宽松、全棉、透气的衣服，以免导致皮损部位被衣物摩擦而进一步受损。患过敏性湿疹的宝宝，应避免与过敏原再次接触而加重湿疹。对于还在母乳喂养的妈妈，应该忌口，减少摄入海鲜等容易引发过敏的食物。

14　突发腹痛、呕吐、大便带血，警惕肠套叠

肠套叠也称肠套，是小儿外科最常见的急腹症之一，简单地说就是一段肠子套进了另一段肠子里面，导致肠容物在肠子里面发生"堵车"，出现肠梗阻。

宝宝哪些表现提示可能得了肠套？腹痛是肠套叠最早表现出来的症状，而且所有发生肠套叠的宝宝都会出现腹痛，但是因为很多宝宝年龄小，不能用语言表达，所以会出现阵发性的哭闹。肠套叠引发的腹痛每次发作几分钟到几十分钟，发作过后宝宝会全身松弛、安静下来，几十分钟后再发作，如此反复，疼痛剧烈的时候宝宝还

会蜷缩双腿，或者手抓肚子，脸色发白，额头出冷汗；年龄大一些的宝宝会说"肚子痛"，家长常认为只是吃了什么不干净的食物，不用担心，然后宝宝会开始出现呕吐，紧接着会拉"草莓酱"样的大便。肠套叠引起的腹部疼痛常伴随着呕吐，但呕吐并不是所有宝宝一开始就会出现的，有些宝宝在病情加重之后才会出现。最开始时，宝宝往往吐的是奶块或者是刚进食不久的食物，之后会吐出带黄绿色甚至粪便样的液体。大便带血常出现在肠套叠发生几个小时以后，血颜色暗红，有腥味但是不臭，呈"草莓酱"的样子。除此之外，很多宝宝会出现腹胀，用手去摸肚子可以摸到包块，少数宝宝还会出现便秘，也就是间歇性的腹痛却拉不出大便。这些都要引起足够的重视，千万不要等到宝宝出现腹痛、呕吐、大便带血才去医院看！肠套叠超过 48 小时可能出现肠管坏死，会直接威胁到宝宝的生命！因此，当怀疑宝宝可能是肠套叠时，要第一时间去医院就医，为宝宝治疗赢得时间！

⑮ 宝宝肚子胀，不拉屄屄不吃奶，警惕肠梗阻

怎样判断宝宝得了肠梗阻？家长们要注意，肠梗阻的主要表现可归纳为四个字：痛、吐、闭、胀，当您发现宝宝出现肚子痛、呕吐、不放屁并且肚子鼓胀的时候，就要警惕肠梗阻的发生。宝宝年龄越小，病情发生变化的速度也会越快，小宝宝可能还会出现囟门凹陷、哭泣无泪、皮肤干燥、精神反应差等脱水表现。一旦发现此

类症状，家长需要尽早带着宝宝到医院就诊，争取做到早诊断早治疗。

得了肠梗阻该怎么办？发生肠梗阻后，家长应让宝宝禁食禁水，以减轻腹胀；让宝宝采取半卧位卧床休息，并严密观察病情变化，在医生指导下进行治疗。大多数肠梗阻需要手术治疗，家长应积极配合医生的工作，为宝宝早日康复做出最大努力。

肠梗阻术后要注意什么？手术完成后，家长要时刻关注宝宝有没有排便、排气，肚子胀不胀，是否有呕吐症状，如有以上症状，要寻求医生的帮助。此外，肠梗阻术后应鼓励宝宝多下床走路（不会走路的宝宝可由家长抱在怀里轻轻晃动促进肠道蠕动），以防粘连性肠梗阻的发生。还要特别注意宝宝饮食上的调节，尽量给宝宝吃一些清淡易消化的软食，少吃或不吃生冷食物，如生白薯、花生、豆类等，防止胃肠受刺激后导致梗阻复发。疾病不可怕，只要做好准备，家长就多了一个战胜它的筹码！

16 烦躁不安、多汗、出牙迟、运动能力差，当心佝偻病

什么是佝偻病？佝偻病即维生素 D 缺乏性佝偻病，是由于婴幼儿、儿童、青少年体内维生素 D 不足，引起钙、磷代谢紊乱，产生的一种以骨骼病变为特征的全身性、慢性、营养性疾病。

为什么会得佝偻病？原因有：母亲孕期缺乏维生素 D；宝宝出生后没有得到足够的日照、缺乏充足的室外活动、内源性维生素 D

生成不足；存在低体重、早产、双胎、疾病等因素的婴儿，生长发育快，需要维生素 D 较多，而体内储存的维生素 D 不足时，就容易发生佝偻病；胃肠道或肝胆疾病影响维生素 D 吸收，或长期服用抗惊厥药物也会使体内维生素 D 不足。

得了佝偻病怎么办？佝偻病一般多见于 3 ～ 18 个月龄的婴幼儿。佝偻病主要表现为生长最快的部位的骨骼改变，并可影响肌肉发育及神经兴奋度的改变。年龄不同，临床表现不同，所以还是要早发现早治疗。佝偻病最早期的症状发生在宝宝 6 个月以内，特别是 3 个月以内，多表现为神经兴奋增高，比如容易激怒、烦躁、多汗、枕秃等。这个时期还没有骨骼的病变，但是如果家长能及早发现，到正规医院就诊检查，就会发现宝宝血里的钙、磷等指标都有异常，应及时遵医嘱补充维生素 D 进行治疗。如果家长没有及早发现宝宝的病症，佝偻病引起较严重的低血钙，会导致宝宝出现抽搐、喉痉挛和手足抽搐，或更严重的 O 形腿、X 形腿等骨骼畸形。总之一句话，早发现、早诊断、早治疗是关键。

17 每天拉稀 10 次以上，小便少、眼眶凹，警惕婴儿腹泻

总有妈妈问，我家宝宝一天拉了好几次便便，是不是拉肚子了？要不要去看医生？还有的妈妈会问，宝宝拉出来的屁屁是稀的，是不是腹泻了？其实，婴儿腹泻是指由多种病原体、多种因素引起的大便次数和大便形状改变的常见病。

那宝宝一天拉稀10次以上，是不是腹泻？一般来说，宝宝拉稀不一定是腹泻。因为宝宝的排便形状、次数与他的年龄和饮食有关。有些纯母乳喂养的健康宝宝甚至一天可以拉7～8次。我们主要还是要对比一下宝宝之前的排便情况，看是不是频率和量比之前多了；看大便的形状有没有突然改变、颜色或气味有没有异常；还要看有没有其他异常的现象。

宝宝为什么会腹泻？腹泻的原因有很多，可能是病毒或者细菌感染，也有可能是感染了寄生虫、服用了抗生素，或者吃下去的东西导致了身体不耐受，或者食物中毒等。

宝宝腹泻，家长最应该担心的是什么？最应该担心的是宝宝脱水。那怎样的症状才是脱水呢？一般轻度脱水的时候，宝宝哭泣时眼泪会变少或者无泪，排尿次数会比平时少，嘴唇会有点儿干；如果皮肤干燥失去弹性，昏昏欲睡，眼眶凹陷，宝宝就是中度脱水了；重度脱水会导致8小时不排尿，皮肤被手指按下去后不能马上回弹，囟门凹陷，头脑昏沉甚至失去意识。

那要如何预防宝宝腹泻呢？首先，家长们要预防病菌从手入口。其次，要合理喂养，条件允许的情况下尽量母乳喂养，及时正确地添加辅食。最后，养成良好的卫生习惯，孩子的餐具和奶瓶等要单独分开消毒，孩子的玩具要定期消毒。腹泻相对于很多疾病来说是一个很小的疾病，但是它却是导致婴儿死亡的第二大杀手，其中的原因往往是因为家长不够重视，所以孩子有大便次数异常增多的情况时要提高警惕！

18 孩子发烧，精神不好，手心、脚心、口腔皮疹，当心手足口病

什么是手足口病？手足口病是由肠道病毒感染引起的急性发热出疹性传染病，一般一年四季均可发生，但以夏秋季节多见，发病时间以 4～9 月为主。任何年龄均可发病，尤以 3 岁以下发病率最高。手足口病传染性强，易引起流行，婴幼儿和儿童普遍易感染。

宝宝得了手足口病会有哪些症状？主要的症状是手、足、口等部位的散发性皮疹和疱疹。手足口病最主要的传播方式是密切接触，患儿和隐性感染者为主要传染源。

该如何预防手足口病呢？首先要注意手卫生，勤洗手，最好使用能有效杀菌的洗手液洗手；宝宝的餐具和玩具在使用前后都需要充分清洗和消毒。不让宝宝吃生冷食物，喝生水；不让宝宝与他人共用个人物品；不让宝宝接触疑似患有手足口病的患儿、急性肠胃炎的患者；手足口病流行期间尽量不带孩子参加聚会、聚餐。另外，可以接种疫苗来预防手足口病。

19 孩子反复发烧、嗓子疼、不吃饭，当心疱疹性咽峡炎

　　什么是疱疹性咽峡炎？疱疹性咽峡炎是肠道病毒引起的以急性发热和咽峡部疱疹溃疡为特征的急性传染性咽峡炎。它与手足口病一样都是由同一类病毒所致，以粪－口或呼吸道为主要传播途径。

　　小儿疱疹性咽峡炎有什么症状呢？本病一般有 2～4 天的潜伏期。通常情况下宝宝会骤然发热，发热多为低热或中等程度发热，偶见 40 摄氏度以上，甚至一些宝宝会有惊厥。发热大都持续 2～4 天。婴幼儿会表现出流涎、拒食、烦躁不安，有时伴头痛、腹痛或肌痛，5 岁以下小儿有 1/4 可伴有呕吐。发病的 2 日内宝宝口腔黏膜会出现数个小的、直径为 1～2 毫米灰白色的疱疹，周围绕以红晕。2～3 日后红晕扩大，疱疹破溃形成黄色溃疡。一般此病的病程为 4～6 天，偶尔会延长至 2 周左右。患疱疹性咽峡炎的宝宝，首发症状在咽部，随后可在手掌、足底、臀部等部位出现红色皮疹。

　　那家长该如何预防疱疹性咽峡炎呢？要养成良好的卫生习惯，勤洗手，注意饮食卫生；让宝宝多吃新鲜蔬果及营养丰富的食物，以增强抵抗力；居室多通风；在疾病高发期间，避免带孩子去人群密集、空气流动性差的地方；定期给孩子的玩具消毒；6 月龄至 5 岁的适龄儿童可接种 EV71 灭活疫苗（但请注意，不同疫苗产品的适种年龄略有不同），预防由 EV71 病毒引起的手足口病和疱疹性咽峡炎等疾病，减少重症、死亡的发生率。

20 宝宝持续高热、草莓舌，警惕川崎病

川崎病是一种以全身血管炎为主要病变的急性发热出疹性小儿疾病，主要集中在 3 岁以下的幼儿群体。川崎病患儿会有高烧、咳嗽、眼睛充血等现象，身体会非常不适，不及时治疗会引发心脏病等并发症。

如何早期识别川崎病？川崎病的早期症状可能只有发热，和感冒的表现没有太大区别，1 岁以内宝宝发烧后出现的皮疹有些家长甚至认为是得了幼儿急疹。

那么川崎病有什么表现呢？发热 5 天以上，伴下列 5 项主要临床表现中至少 4 项者，排除其他疾病后，即可诊断为川崎病。如 5 项临床表现中不足 4 项，但超声心动图显示有冠状动脉损害，也可确诊为川崎病。①皮肤：多形性皮疹；②黏膜：结膜充血；③淋巴结：颈部淋巴结肿大；④口舌：唇红皲裂，杨梅舌；⑤手足：手足硬肿，指端膜状脱皮。

如果宝宝持续高烧不退或有上述症状时，家长不要以为只是一般的感冒，随便给孩子吃抗感冒的药，而要考虑川崎病的可能性，尽快带孩子到医院检查诊治。川崎病对儿童的危害并不在于发烧、皮疹以及淋巴结肿大等外在症状，真正的危险在于对心脏等脏器的危害！

患川崎病的宝宝该如何护理？

（1）饮食护理。患川崎病的宝宝日常要注意避免食用较硬或易

造成口腔黏膜损伤的食物，如坚果、带骨头或带刺的食物等。如宝宝合并冠状动脉病变，应该多吃富含蛋白质和维生素的食物，同时应进食清淡、容易消化的食物，避免进食高脂肪、油腻、有刺激性的食物。

（2）眼部护理。可用生理盐水洗眼以减轻宝宝眼部的不适，避免强光；平时可以适当抬高宝宝的头部，以改善其双眼结膜充血的情况。

（3）口腔护理。要注意保持口腔卫生，鼓励宝宝睡前或进食前后漱口；可以刷牙的宝宝，家长要尽量选择软毛牙刷，且刷牙动作要轻柔；不能刷牙的婴儿，家长可以用生理盐水弄湿纱布后为其清洁口腔。平时要多让宝宝饮水，避免其嘴唇干裂。嘴唇干裂者可以适当涂抹润唇膏，注意避免宝宝自行将痂皮撕掉。

（4）皮肤护理。注意宝宝的皮肤清洁，勤换内衣裤，皮肤瘙痒的可外涂炉甘石洗剂；为宝宝剪短指甲，避免抓破皮肤；宝宝有臀部及肛周红斑、脱屑的，便后要用温水冲洗干净，外涂鞣酸软膏；宝宝手指和脚趾关节红肿严重的，可用热敷减轻疼痛。

（5）高热护理。如宝宝发烧时体温在 38.5 摄氏度以下，可采用物理降温，可以温水擦浴、冰袋降温，多饮温开水。宝宝生病期间应多卧床休息，家长应严密监测宝宝体温，防止发生高热惊厥。

（6）预防感染。宝宝与共同居住人日常生活中都要勤洗手，房间要勤通风、勤消毒；感染高发季节，宝宝应避免去人多的地方，预防交叉感染；根据天气变化给宝宝增减衣服，预防感冒等疾病；适当让宝宝进行体育锻炼，增强体质。

川崎病如何治疗？能痊愈吗？一旦确诊为川崎病，使用足量的人免疫球蛋白是治疗关键，对于阻止川崎病导致的冠状动脉病变有重要作用。除了免疫球蛋白，所有川崎病患者都要吃至少两个月的低剂量阿司匹林，起到防止冠状动脉血栓及抗炎的作用，这是川崎病治疗的重要环节，家长不可随意停药和增减药量。大部分得川崎症的小朋友，身体的炎症反应逐步消失后，不会有冠状动脉问题，痊愈后可正常生活，只是宝宝打免疫蛋白后 11 个月内暂时不要打水痘、麻腮风三联等活性疫苗，以免失效。

很多家长担心川崎病会有后遗症。其实不用担心，川崎病为自限性疾病，多数预后良好，复发率为 1% ～ 2%。川崎病后出院未痊愈者一定要定期复诊，有冠状动脉异常的患者，预后取决于冠状动脉病变的严重程度。无冠状动脉病变者一般无后遗症，但出现冠状动脉病变者易出现心肌缺血、缺氧等疾病。

㉑ 揉眼睛、眼睛红、眼屎多，当心"红眼病"

其实"红眼病"只是俗称，医学上称之为急性结膜炎。急性结膜炎多由细菌或病毒所致，具有较强的传染性，常在家庭和集体中流行。红眼病好发于春季，且传染性极强，通过正规治疗，一般两周可痊愈，但其危害也不容忽视。宝宝的抵抗力较弱，对"红眼病"普遍易感，得过的宝宝也会再次染上"红眼病"。

一旦宝宝得了"红眼病"，会有什么症状呢？宝宝早期可能会感到双眼发烫、畏光、眼红，哭诉眼睛磨痛，像进了沙子般的疼痛难忍，紧接着眼皮红肿、眼睛流泪；早晨起床时，宝宝的眼皮常被分泌物糊住，不易睁开；有的宝宝结膜上会出现小出血点或出血斑，分泌物呈脓性黏液，有时在睑结膜表面会形成一层灰白色假膜，严重的还可伴有头痛、发热、耳前淋巴结肿大等全身症状。如果大量脓性黏液分泌物附着在角膜表面时，宝宝可有暂时性视物模糊。

宝宝得了红眼病，该怎么办呢？

（1）治疗应以眼药水为主，如患儿病情较重且伴随全身症状，应就医检查。

（2）急性结膜炎初起时眼部宜冷敷，这样有助于消肿退红。用生理盐水或 2% 的硼酸液洗眼，每日 2 ～ 3 次，分泌物减少时，即应停止冲洗，避免破坏眼部的自然抵抗力。

（3）宝宝的毛巾、衣物要及时消毒，如在阳光下暴晒、用热水烫和用消毒液浸泡等，以免重复感染或传染他人。

（4）治疗期间，宝宝应主动隔离，不吃辛辣、上火的食物。

（5）宝宝在疾病症状完全消失后，仍需继续用药一周，防止复发。

红眼病重在预防，家长们应该如何做呢？爸爸妈妈要引导宝宝养成勤洗手的好习惯，不要用脏手揉眼睛，要勤剪指甲；过敏体质宝宝外出时，应戴上太阳镜或面罩、纱巾，阻挡灰尘及花粉入眼；在红眼病多发区，一旦与患儿或其物品接触后，须立即洗手消毒，以防交叉感染；有感染风险时，可为宝宝预防性地滴一些抗菌、抗病毒眼药水。

22 宝宝耳朵疼、打自己头，警惕中耳炎

发烧、咳嗽之后，不会说话的宝宝会有挠耳朵、拽耳朵、一直打自己的头等动作，会说话的宝宝会说耳朵疼、头疼，这时爸爸妈妈可要注意了，要警惕宝宝得了中耳炎！

急性中耳炎是儿童最常见的疾病之一，是指细菌和（或）病毒等病原体经咽鼓管直接进入鼓室引起中耳腔黏膜感染，通常继发于普通感冒，在 48 小时内发病，病程不超过 12 周。冬春季节是急性中耳炎的高发期，患病男孩多于女孩，发病率与空气温度和湿度呈负相关，即温度和湿度较高时，中耳炎的发病率较低。3 岁以下的宝宝，有 60% 经历过至少一次急性中耳炎发作，约 24% 出现过 3 次或以上发作。急性中耳炎的发病率仅次于感冒！

为什么宝宝容易患急性中耳炎呢？这和他们的生理结构密切相关。

（1）咽鼓管结构。儿童的咽鼓管较成人的短、宽、平，鼻咽部感染易逆行至中耳。

（2）小儿的咽鼓管肌肉薄弱，收缩力差，加之咽鼓管软骨弹性差，管壁易发生坍陷，致管腔狭窄或闭塞。

（3）腺样体肥大，增生肥大的腺样体可压迫、堵塞咽鼓管咽口，上呼吸道感染后的急性腺样体炎也是一个感染灶，可引起咽鼓管的逆行感染。

那怎么判断宝宝得了中耳炎呢？急性中耳炎又会对宝宝造成哪

些危害呢？急性中耳炎的诊断必须同时具备以下 3 个要素：急性发作症状、鼓膜炎症征象、中耳积液。根据病情，中耳炎分为急性非化脓性中耳炎（也叫急性分泌性中耳炎）和急性化脓性中耳炎（见表 3-1）。

表 3-1　急性非化脓性中耳炎和急性化脓性中耳炎的区别

	急性非化脓性中耳炎	急性化脓性中耳炎
症状	局部症状为主，即耳朵痛、易烦躁、哭闹、拒食、睡眠不佳、捂耳朵和搜耳朵等，也可能有耳朵痛或头痛	除耳朵痛局部症状外，还可伴有高热、哭闹、恶心、呕吐等全身症状，症状直到耳流脓后缓解，部分患儿早期听力下降
体征	鼓膜轻度充血、凹陷，中耳积液，积液呈淡黄色或琥珀色	鼓膜充血区扩大、外凸，鼓膜标志消失、紧张部破溃，形成穿孔，有脓溢出，甚至有时耳后红肿
辅助检查	听力检测：存在气骨岛间距，中耳阻抗为早期鼓室负压为"C"形曲线，出现鼓室积液时为"B"形曲线 影像学：表现为鼓室乳突密度增高影 病原学检测：中耳积液细菌培养阳性率不高	听力检测：存在气骨岛间距，中耳阻抗多表现为"B"形曲线 影像学：表现为鼓室乳突密度增高影 病原学检测：化脓性中耳炎脓性分泌物检测可明确病原菌（此为判断急性非化脓性中耳炎和急性化脓性中耳炎金标准） 血常规检查：白细胞增高、CRP 等炎性指标升高
对听力的影响	非化脓性中耳炎导致的听力下降是传导性的，大多情况下不会让宝宝失聪	及时治疗可以恢复听力，如果没有得到有效控制，很可能造成鼓膜穿孔增大，听小骨破坏等，导致永久性听力下降

中耳炎一旦确诊该怎么治疗呢？确诊为中耳炎后，且宝宝的耳朵非常疼，这时候医生会建议口服布洛芬或对乙酰氨基酚来止痛。对于≥2岁的儿童，没有鼓膜穿孔时，可以局部用普鲁卡因或利多卡因制剂。医生通常也会根据中耳炎症状的不同，采取不同的治疗手段。

（1）化脓性中耳炎症状：发热、耳痛、有脓液渗出。

穿孔耳部用药：①3% 过氧化氢清洁耳道，引流脓液；②适当使用抗生素滴耳液，如氧氟沙星滴耳液。

全身治疗：建议口服抗生素，疗程不少于 7 天。

（2）非化脓性中耳炎症状：发热、耳痛、无脓液渗出。

未穿孔耳部用药：用抗炎止痛类药物，如苯酚滴耳液。

全身治疗：建议口服抗生素，疗程不少于 7 天。

部分患有非化脓性中耳炎的宝宝是可以自愈的，可以先保守治疗 3 个月。

在宝宝中耳炎治疗期间，爸爸妈妈该如何应对呢？

（1）缓解宝宝因为感冒引起的鼻塞症状：爸爸妈妈们需在医生的指导下局部用药，如用一些抗组胺药物或常见鼻用激素。目的是减轻咽鼓管内黏膜充血，减轻中耳积液渗出，改善中耳通气引流等。

（2）定期复诊：2～4 周复诊一次，平时要严密观察宝宝耳朵的症状。

（3）如果病情反复，应立即带宝宝就医：如果出现反复发作的中耳炎，且时间超过 3 个月，很可能需要采取手术治疗。

这时，可能就有爸爸妈妈要问了，急性中耳炎发病率这么高，而且这么"凶险"，我们应该怎么预防呢？急性中耳炎主要是由感冒引起的，所以想要预防中耳炎最首要的任务就是预防感冒！根据小宝宝的生理结构，家长还应注意以下几点。

（1）减少上呼吸道感染，接种肺炎球菌结合疫苗、流感疫苗。据调查，在推广肺炎球菌结合疫苗之后，婴幼儿急性中耳炎的发病率明显下降。

（2）采取正确的喂奶方式。不要在婴儿平躺时喂奶，并应及时擦掉宝宝嘴角流出的奶汁。

（3）及时清理宝宝鼻腔内的分泌物。

（4）运用正确的擤鼻涕的方式。不要捏住宝宝两侧鼻孔或在其两个鼻孔都完全堵死的情况下强行用力擤鼻，以免涕液进入咽鼓管。

（5）给宝宝创造无烟环境。因为香烟会刺激鼻腔通道和中耳腔的内膜，进而干扰耳咽管的正常活动。

（6）带宝宝去游泳时，应确保游泳池的池水清洁，若有水进入宝宝的耳朵，要用干净棉签擦干。

（7）警惕儿童急性中耳炎的早期信号。婴幼儿不明原因地不断摇头、抓耳，较大儿童自诉耳内轻痛、胀满感等。

23 宝宝高烧、嗜睡、易激惹、喷射状吐奶，警惕化脓性脑膜炎

化脓性脑膜炎是由各种化脓性细菌所引起的脑膜炎症，简称化脑，是婴幼儿时期较为常见的神经系统感染性疾病。该病一年四季都可能发生；脑膜炎双球菌感染一般在春季高发；流感嗜血杆菌引

起的化脓性脑膜炎则在秋季较多见。

化脓性脑膜炎有哪些表现，家长们应该如何观察呢？

（1）感染症状。多表现为上呼吸道感染或胃肠道症状，常见有发热、呕吐、食欲下降和喂养困难，小婴儿在化脑早期可表现为易激惹、烦躁哭闹、眼神呆滞等。

（2）脑膜刺激征。宝宝可出现颈项强直（不能低头，脖子不能侧弯），婴幼儿表现很不典型。

（3）中枢神经系统表现。宝宝表现出颅内压升高的症状，会出现剧烈头痛、喷射样呕吐、惊厥或意识障碍，婴儿前囟膨隆或骨缝增宽等。

（4）局部神经受损症状。表现为偏瘫、感觉异常等。

新生儿和婴幼儿期脑膜炎的表现是很不典型的。早期症状主要是吃奶时吮奶无力或不吃奶，反复呕奶、精神萎靡、嗜睡，或不停哭闹。多数宝宝会有发热，少数宝宝则有全身发凉，体温不升的情况。爸爸妈妈发现上述任何情况，都不能掉以轻心，都要立即将宝宝送医。

如何确定宝宝得了化脓性脑膜炎？

（1）腰椎穿刺。腰椎穿刺检查脑脊液是确诊化脓性脑膜炎的重要依据！患有化脓性脑膜炎宝宝的脑脊液典型表现为压力增高，外观混浊似米汤样。脑脊液常规提示白细胞总数增多，糖含量常有明显降低，蛋白显著增高。

（2）脑脊液涂片。通过脑脊液涂片查找致病菌及脑脊液培养明确致病菌对诊断和治疗有指导意义。

腰椎穿刺会不会对宝宝有不良影响呢？其实规范、安全的腰椎穿刺，不会对宝宝的大脑和脊髓带来任何不良影响，更不可能损伤大脑。操作本身是很安全的。医生均会根据患儿病情决定是否进行腰椎穿刺检查，爸爸妈妈大可不必恐慌。

化脓性脑膜炎预后怎么样？若治疗不及时则病死率及后遗症发生率均较高（后遗症常见的有发育迟缓、智力低下、瘫痪、癫痫、耳聋、视力障碍等），但随着诊疗技术的进步，只要能够得到及时诊断及正确治疗，患儿基本上都能痊愈出院，不留后遗症。所以，爸爸妈妈一旦发现宝宝有不适症状，一定要及时就医！

24 孩子肚子疼、发热，当心急性阑尾炎

相信各位家长一定听到过自己的孩子说肚子疼。孩子的肠胃娇嫩，经常会肚子疼，带去看医生，医生也说是饮食不当造成的肠胃炎。这么一来二去孩子再说肚子疼，家长们都只当是肠胃炎，在家让孩子吃点儿药，但孩子却不见好。其实，孩子腹部疼痛、发热还呕吐，不一定是胃肠炎！

小儿急性阑尾炎是儿童最常见的急腹症。但是因为孩子不会清晰地表达自己哪里不舒服，而且小儿急性阑尾炎的症状、体征不典型，所以一旦发生，很难早期确诊。儿童阑尾壁较薄，得了阑尾炎后，会较早出现化脓和穿孔，术后并发症相对较多，严重者可导致弥漫性腹膜炎，危及生命。得了阑尾炎，孩子会很烦躁，最开始说自己肚子痛，喜欢吃的零食也吃不下，喜欢的游戏也不想玩，还有

的孩子会恶心、呕吐、发热，甚至持续高烧。家长用手摸孩子右下腹的时候，孩子会哭闹、有痛苦的表情，大孩子会推开家长的手。孩子入睡后家长去触摸其右下腹，孩子也会因为疼痛而惊醒。因为腹痛，孩子会喜欢右侧躺，整个人蜷缩成一团，双腿弯曲。孩子走路时会喜欢弯着腰，步态不稳或者一瘸一拐，跳跃时会大叫肚子疼。要注意的是，有些孩子症状不明显，腹痛程度轻，也不出现腹部触痛、压痛，可能仅表现为胃口不好、嗜睡等。孩子出现以上症状，就要考虑阑尾炎了。

小儿急性阑尾炎能保守治疗吗？小儿急性阑尾炎需要手术治疗。现在阑尾炎手术可采用腹腔镜下手术的方式，疤痕小、恢复快，术后并发症也少。小儿急性阑尾炎需要早发现、早诊断、早治疗，出现症状应及时前往医院急诊就诊。

25 新生儿不排胎粪，开奶后呕吐、腹胀，当心先天性肛门闭锁

如何识别先天性肛门闭锁？宝宝出生后无胎粪排出，开奶后很快出现呕吐、腹胀等症状，局部检查发现会阴处平坦，肛门区域只有皮肤覆盖而没有排便出口，当宝宝哭闹或屏气时，会阴中央会有突起，手指置于该区可有冲击感。这说明宝宝得了先天性肛门闭锁，该疾病是由于胚胎发育异常导致。

肛门闭锁了能给宝宝喂奶吗？当发现宝宝是肛门闭锁后一定不要再给宝宝喂奶了，应立即带宝宝前往医院治疗。入院后医生通常

会为宝宝拍片检查，确诊后会准备全麻下手术建立肛门。术前需要为宝宝留置胃肠减压管，引流胃内容物，缓解宝宝腹胀、呕吐症状，术后等到宝宝肠蠕动恢复后，医生会拔除胃管，循序渐进地给宝宝喂奶。

肛门成形术后要注意什么问题？肛门成形手术后 2 周需要每天为宝宝扩肛（扩肛器由家长自行购买），持续 3 ～ 6 个月，出院前家长应在医生的指导下认真学习扩肛手法，以能熟练操作为带宝宝出院的标准。宝宝康复回家后，家长需要关注孩子的体温是否升高、大便次数是否增多、是否停止排便排气、肛门排便是否不畅、伤口是否流脓流血以及是否出现腹胀等，出现任何异常情况均需返回医院就诊，让医生帮忙找原因。除此之外，出院后家长应根据出院小结上的建议定期带宝宝去门诊随访。

26 新生儿吐泡沫、呕吐、呛咳、发绀，当心先天性食道闭锁

家长如何判断宝宝有无先天性食道闭锁？当宝宝出生后发现喂奶不进，吸吮乳汁后立即呕吐、呛咳并且嘴里不停吐泡泡，这时要警惕先天性食道闭锁。该疾病多发于新生儿时期，病因可能与遗传因素、炎症或血管发育不良等有关。造成喂奶后呕吐、呛咳的原因是胚胎时期食管发育异常造成食管隔断，形成盲端或与气管、支气管相连通而形成食管 - 支气管瘘。发现这一症状后家长应停止给宝宝喂奶，立即带宝宝去医院就诊。入院后医生通常会为宝宝做 B 超

和食管造影检查，一经确诊均需手术对症治疗，目的在于重建消化道的连续性，让食管发挥它应有的功能。目前医生可采取胸腔镜等微创手术疗法，创口小，出血少，恢复快，家长可以放宽心，积极配合医生治疗即可。

食道闭锁手术后要注意什么？手术后的宝宝需要更加耐心细致地喂养，少量多次喂奶，以宝宝能够耐受为基准，不可操之过急。此外，家长需要注意的是，手术结束后的一段时间内，宝宝也可能会发生食管狭窄及吻合口瘘等并发症，宝宝仍会出现喂奶困难、呕吐、呛咳等表现，出现并发症以后家长们还是要及时回医院就诊。针对食管狭窄，医生会用胃镜下食管扩张术来缓解症状，而针对吻合口瘘，医生会用吻合口瘘修补术进行修复。

27 宝宝打鼾，警惕腺样体肥大

有些爸爸妈妈经常在朋友圈分享："我家宝宝最近睡觉睡得可香了，打鼾的声音比他爸爸都大。"其实，宝宝打鼾并不等于睡得香，有可能是宝宝生病了！

腺样体对一些爸爸妈妈而言，可能是个陌生的医学术语。腺样体是什么呢？它到底长在哪里呢？腺样体又叫咽扁桃体，位于鼻咽部顶壁和后壁的交界处，形似半个剥了皮的橘子，属于咽淋巴环的一部分，具有和扁桃体相类似的形态和结构。腺样体会随着年龄的增长而逐渐长大，在宝宝 3 ～ 8 岁时显著增生。该年龄段也是疾病发生的高峰。腺样体一般在宝宝 10 岁以后逐渐萎缩，在其成年后基本消失。腺样体肥大是因鼻腔反复炎症刺激、病毒、细菌感染、二手烟等因素引起的一种病理性增生，一般多发于儿童。

腺样体肥大会对宝宝造成什么影响呢？腺样体肥大会阻塞上呼吸道，使宝宝出现夜间呼吸声音加重、打鼾的症状，甚至会造成宝宝夜间呼吸暂停、低通气量或者缺氧。由于增生的腺样体主要阻塞后鼻孔，所以宝宝经鼻呼吸的模式会受到影响而使宝宝被迫进行张口呼吸。所以，打鼾不代表睡得香，张口呼吸可能提示宝宝存在严重的气道阻塞问题，会对宝宝造成长期和慢性的伤害。最终会导致宝宝记忆力和认知功能受损，使宝宝出现注意力缺陷和多动、情绪问题、心血管功能受损，并可能使宝宝出现"腺样体面容"，即上牙前突、开唇露齿、下颌后缩、面部拉长等。

宝宝腺样体肥大怎么治疗呢？

（1）保守治疗。对于轻中度的腺样体肥大，可以采用保守治疗。为宝宝进行鼻腔冲洗并配合局部使用喷鼻激素，再加上一些抗组胺药物或白三烯受体拮抗剂，至少使用 4 ～ 6 周甚至更长时间；同时让宝宝加强户外运动，增强抵抗力，减少上呼吸道感染的发生。

（2）手术治疗。腺样体肥大堵塞程度达到 75% 以上的宝宝，药物治疗无效，且引起了打鼾、中耳炎、腺样体面容、扁桃体炎、呼吸睡眠障碍等相关症状，应尽早手术治疗。

切除腺样体会影响孩子的免疫力吗？人体有着庞大的免疫系统，在这些免疫器官中，腺样体只是其中很小的一部分。腺样体切除后，其他淋巴器官会迅速代偿，弥补失去的这个器官的作用。所以，切除腺样体不会影响宝宝的免疫系统。

扁桃体需要一起切除吗？扁桃体是否需要一起切除，要看宝宝扁桃体的情况。如果扁桃体反复发炎或者扁桃体肥大Ⅱ度甚至超过Ⅱ度肥大，就可以将扁桃体和腺样体同时切除；如果扁桃体无反复发炎或扁桃体只是Ⅰ度肥大甚至不肥大，那只切除腺样体就可以了。

28 总是流泪，眼屎多，可能是泪囊炎

宝宝没哭，可总爱流眼泪，老是眼泪汪汪的，而且早晨起床，眼睛里面会有很多黄黄的眼屎，有时候眼睛都睁不开。这个时候，宝宝可能得了新生儿泪囊炎！

新生儿泪囊炎又叫先天性泪囊炎，发生的原因是宝宝出生时眼睛和鼻子之间的一个负责眼泪流通的小通道发生了堵塞。小宝宝的鼻泪管下端发育不完全，有一个称为 Hasner 的瓣膜部分或全部遮盖了鼻泪管开口，导致鼻泪管没有"管道化"，或者有一部分膜状物阻塞了小通道，这就是造成泪囊炎的主要原因（见图3-1）。新生儿泪囊炎是婴幼儿常见的眼病之一，发病率较高，占新生儿的 5% ～ 6%。剖宫产的宝宝在出生时，Hasner 瓣膜没有受到产道的挤压而自行破裂，使得本身可以通过产道挤压来协助完成鼻泪管管道化的生理过程缺失了，所以剖宫产宝宝泪囊炎的发生率比顺产的宝宝要高。

那么宝宝得了鼻泪管堵塞、泪囊炎该怎么办呢？爸爸妈妈不用过分紧张，更不要急于做手术，其实大多数宝宝不需要治疗。因为到婴儿 6 个月大时，大多数阻塞的泪管会自动打开，除非泪管发生

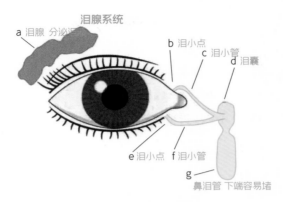

图 3-1　泪腺系统分布

了感染。

　　3 个月内的宝宝，其泪道仍在不断发育，爸爸妈妈可以先采用保守治疗的方式。方法为：挤压宝宝的内眼角下方的泪囊区，这样可以让一部分脓液流出；将脓液擦干净后，再用拇指由上至下按摩泪囊区；按摩之后，用抗生素眼药水滴眼。

　　3 个月以上的宝宝，经过以上的方法进行治疗后，鼻泪管仍不通时，建议爸爸妈妈带宝宝到医院检查，了解梗阻的具体部位和程度，并进行泪道冲洗，或采用鼻泪管探通术来使泪道通畅。

　　那么什么是鼻泪道探通术呢？手术的风险大不大呢？其实这是一个风险很小的小手术，而且是治疗新生儿泪囊炎最佳的也是首选的治疗方法。探通术的最佳治疗时机为出生后 4 ～ 6 个月，方法是用严格消毒的探针将泪道阻塞部位的 Hasner 瓣膜刺破，从而使泪道通畅。建议在宝宝年龄较小时尽早实施鼻泪道探通术，因为探通术的成功率与宝宝接受手术时的年龄有直接关系，宝宝年龄越小，该病治愈率越高。因为在手术过程中，医生容易固定年龄小的患儿的体位，只需表面麻醉即可，探通的成功率高。随着年龄增长，膜状物增厚，或是慢性炎症的长时间刺激，如果引起泪道的纤维化或瘢痕形成之后，治愈率就会明显降低，甚至需要多次进行探通术。如果不及时给宝宝通泪道，有可能引起泪囊周围组织发炎或形成泪囊瘘。泪囊瘘是一种极不容易彻底治愈的瘘管，严重的还会影响孩子的容貌。

所以，一旦发现新生儿有泪眼汪汪的情况千万不要置之不理，新生儿泪眼汪汪除了泪囊疾病外，还有可能是其他疾病，如青光眼、角膜炎、倒睫等，所以为了宝宝的健康，一定要带宝宝及时就医，避免延误病情。

29 宝宝犬吠样咳嗽，当心急性喉炎发作

宝宝白天有点儿发热、咳嗽，到了晚上突然咳嗽起来，声音听起来"空空空"的像小狗叫一样，吸气时声音像公鸡打鸣，而且宝宝嗓子哑，喘气时感觉憋气，有的宝宝甚至会脸涨得通红、发紫。这个时候爸爸妈妈可要注意了，宝宝出现这种情况，很可能是急性喉炎发作了！这种看似好像感冒的疾病可能危及生命，一定要让宝宝及时就诊，以免延误病情。

那么什么是急性喉炎呢？小儿急性喉炎是冬春季儿科急症之一，多好发于6个月到3岁的婴幼儿，是以声门区为主的喉黏膜急

性弥漫性炎症。喉炎时的喉部，声带和局部的组织明显肿胀，使得声带之间的缝隙明显变小，这时候空气进入气道就会减少并且宝宝呼吸比正常时候要费劲。本病多继发于上呼吸道感染，也可为某些急性传染病的前驱症状或并发症，起病急，容易引起严重的喉梗阻而危及患儿健康甚至生命。

那宝宝为什么会得急性喉炎呢？急性喉炎大多由病毒或细菌感染所致，一般多由病毒感染引起，病毒入侵后，攻击人体免疫系统使免疫力降低，为继发细菌感染提供了条件。抵抗力低下、变应性体质、营养不良、牙齿拥挤重叠、慢性扁桃体炎、腺样体肥大、慢性鼻炎、慢性鼻窦炎等疾病也容易引起本病。

那宝宝们得了急性喉炎，会有哪些特别的症状呢？

（1）声音嘶哑，犬吠咳。这是急性喉炎的典型症状，是声带黏膜充血、水肿所致，所以患儿一开始会出现声音嘶哑症状。随着病情加重，炎症向声门下发展，患儿咳嗽时可出现"空空空"的声音，不同于常规的咳嗽声音，医学上多会将其形容为犬吠样咳嗽声。此外，宝宝吸气的时候还有可能会出现喉鸣。

（2）夜间发病，起病急。小儿急性喉炎通常起病较急，病情逐渐加重致喉梗阻时可发生显著的吸入性呼吸困难。由于喉梗阻与缺氧，宝宝常伴烦躁不安、拒绝饮食，而且病情在夜晚会更严重。病情严重的宝宝会有面色发青、鼻翼翕动，三凹征（吸气时锁骨上窝、胸骨上窝及上腹部显著凹陷），出冷汗、脉搏加快等症状。

（3）易反复发作。急性喉炎往往会反复发作，这时候就需要爸爸妈妈根据急性喉炎的典型特征做出判断，及时带宝宝就诊。

医生开的雾化药有激素，会影响宝宝生长发育吗？应对急性喉炎，及早有效地使用激素是治疗的关键，能够减轻炎症反应、促进喉部水肿消退、减轻喉梗阻症状。雾化吸入激素如布地奈德混悬液，是缓解患儿喉部水肿的有效方法。雾化给药的量很少，对宝宝的生长发育没有明显副作用。当然，任何治疗手段都不是百分百无副作用的。雾化引起的咽部不适、口干、口腔溃疡，可以通过用漱口来缓解。

如何预防小儿急性喉炎？急性喉炎常继发于急性鼻炎、咽炎、抵抗力低下、营养不良以及上呼吸道慢性疾病，所以最好的预防措施是针对以上病因或诱因，进行积极治疗或矫正，避免炎症进展。

那宝宝患了急性喉炎家长应该怎么护理呢？

（1）安抚宝宝。宝宝不舒服，会哭闹、烦躁，爸爸妈妈要做好宝宝的安抚工作，因为哭闹会加重呼吸窘迫和气道梗阻。

（2）保持环境湿润、空气流通。爸爸妈妈要注意开窗通风，有条件的可以在房间放置加湿器。

（3）饮食应清淡且易消化。忌食辛辣刺激、煎炸、干硬食物，宜食用流质或半流质的食物。

（4）不要自行给宝宝服用止咳药物。急性喉炎的宝宝，气道分泌物较多、稠厚，使用止咳药物过度止咳，可能会阻止咳嗽反射，影响气道分泌物的排出。

（5）密切观察病情变化。如宝宝出现呼吸困难等病情加重的情况应立即就医。

总之，如果爸爸妈妈发现宝宝出现声音嘶哑、"空空空"样咳嗽、吸气性喉鸣，甚至突发呼吸困难等症状时，一定要警惕急性喉炎的可能，要早发现，尽早治疗。如果治疗及时有效，喉梗阻常在半天或1天后逐渐减轻，并多在3天左右消失。

第 **4** 篇

不焦虑

宝宝1岁了，为什么还不会说话

很多父母会相互比较同龄的孩子，人家已经会说话了，而自己的宝宝只会说"爸爸、妈妈"，父母就会很焦虑，担心自己的孩子发育落后。其实家长不用过于担心。如果宝宝会根据您的指令做出正确的手势，那么宝宝的听力应该是没有问题的。比如，可以问宝宝：宝宝的鼻子、眼睛在哪里？看宝宝能不能听懂并正确地指出。另外，父母需要给宝宝创造一定的语言环境。如果妈妈偶尔才和宝宝说话，或者和宝宝说话的人很少，家人的口音很杂，方言、英语、普通话交错，处在容易混淆的语言环境下，宝宝开口说话会比较晚。如果给宝宝提供的语言环境太过单调或太过复杂，宝宝又没有得到有效的刺激，就可能会导致语言发展的滞后。家长需要做出改变，为多和宝宝说话，或暂时统一全家人的语言，让宝宝容易理解和模仿。家长要有一个正确态度，不要伤害了宝宝的自尊心和学习的兴趣，不要表现得特别焦虑。当宝宝有一点儿想说话的意愿时，应该鼓励宝宝说下去，千万不要替宝宝说出想表达的意思，剥夺宝宝说话的机会。在做家务或者和宝宝玩时，不时地和宝宝说说话，这对宝宝学说话也有用，听多了，他无形中就说出来了。要求宝宝回答问题时，如果宝宝回答不出，应及时帮助他，并反复操练。父母如果表现出焦虑，反而会影响宝宝的正常语言发育。每个宝宝都有自己的个性特点，父母要了解自己的孩子，不要相互比较。当然，如果不会说话的宝宝有特殊情况，例如早产等，或者伴有行为表现异常时，应及时就医，查找原因，不能盲目认为没有问题。一味地等待孩子开口，可能会延误治疗。

2　宝宝总是用手势表达需求，会不会影响说话

　　父母跟宝宝说话的时候往往喜欢同时使用手势，这其实是很好的，能让宝宝更早地模仿并学会使用手势。但是，这样会不会影响宝宝开口说话？其实父母不用过于焦虑。研究表明，除非宝宝天生有听力缺陷，否则宝宝的语言发育不会延迟。手势作为一种沟通上的补充，并不与语言相冲突。由于使用的是不同的感官和表达方式，熟悉手势的宝宝甚至能够更早地产生类似于"双词组句"的表达。比如，宝宝可以指着某种事物的同时说"吃"来表达"吃那个"的意思。所以，手势并不会推迟语言的发育，反而有助于宝宝词汇和表达能力的发展。因此，父母不用担心"宝宝什么都懂，会用手势表达，但是就是不会用嘴巴说"。

3　不到 1 岁的宝宝吃了盐会生病吗

　　孩子辅食"加不加盐"这个问题，永远是育儿领域的热门话题。有人说："辅食中不加盐，这么淡，宝宝能吃得下吗？不吃盐，宝宝

能有力气吗？"也有人说："宝宝最晚应该什么时候吃盐？1岁吗？"

别急，这些问题其实真不难！

盐的化学成分是钠和氯，它不仅是我们平时炒菜用的白色的盐，还包括很多看不见的"隐形盐"，比如酱油、鸡精等。除此之外，宝宝吃的母乳和配方奶都是含钠的，所以家长不用担心辅食中不加盐宝宝会因为缺少钠而没有力气。纯母乳喂养或因母乳不足而添加配方奶喂养的孩子，钠的摄入量是达标的！6个月以上的孩子在添加辅食后，他们所需要的钠完全可以从天然食物中获得，比如鸡蛋、新鲜瘦肉、新鲜海虾等都含有钠，再加上母乳或配方奶，完全不用担心需要宝宝摄取钠的问题。

1岁以内的宝宝不建议加盐，是因为宝宝的消化系统、代谢系统尚未发育完善，如果摄入的钠多了，会增加宝宝肾脏的负担。但是，有些家长可能在孩子不到1岁就给孩子吃添加盐的辅食了，这时也不要过于担心这会对孩子的健康不利。只是过甜、过咸的食物，会让宝宝今后容易养成偏食、挑食的习惯。此外，太早让宝宝吃盐，血液中的钠盐会影响身体对食物中钙元素的吸收，可能会导致宝宝长得比较矮小。

4 8个月的宝宝还不会爬怎么办

如果到了宝宝该会爬的阶段，但是宝宝还是没有爬行的欲望或者还不会爬怎么办呢？不少家长开始焦虑，怕宝宝四肢或者大脑出了问题导致宝宝不会爬行。对此，爸爸妈妈不要过于担心！

一般来说，6个月开始宝宝就可以学习爬行了，但很多宝宝到了七八个月才会爬，还有一些宝宝迟迟学不会爬行。其实这跟什么时候学会说话一样，个体差异是很大的。爬行不是宝宝发育的"必修课"，因为不是每个宝宝都会经历爬行这个阶段，有些宝宝会走路了却还没有开始爬行。这并不代表宝宝发育不正常或身体不健康。家长要做的是对宝宝进行密切观察。宝宝学习爬行是分阶段的，从刚开始肚子贴在地上爬，到后来会往后方、侧方向爬，都是宝宝正在努力学习爬行的表现。爸爸妈妈如果发现宝宝借助膝盖，以手脚并用的姿势出现的话，距离学会爬行就不远了。在宝宝刚开始学习爬行，拖曳而行（肚子贴地）拿到玩具时，也应适时地给宝宝称赞、鼓励。专家建议家长直到孩子会走了以后都还要继续鼓励宝宝多爬，特别是剖宫产的宝宝。爬行可以很好地锻炼宝宝的平衡能力、认知能力，是非常好的运动。

5 宝宝一睡着就出很多汗，是不是身体虚弱

许多家长都会反映一个问题：宝宝一睡着，不管是睡午觉还是晚上睡觉，都会出很多汗，宝宝的头和背部都是湿哒哒的，而大人也没觉得很热。出现这种现象，往往家长都会觉得这是虚汗，是因为宝宝体质虚弱。

家长不要过于焦虑，宝宝这种情况多属于生理性多汗。所谓生

理性多汗，是指孩子发育良好，身体健康，无任何疾病引起的睡眠中出汗。生理性多汗引起的出汗多见于宝宝头部、颈部、背部，常在宝宝入睡后半小时内发生，1小时左右就不再出汗了。婴幼儿期由于宝宝新陈代谢旺盛，加上小儿活泼好动，所以入睡后容易出汗。宝宝在入睡前喝配方奶等也会引起出汗。宝宝在入睡前喝奶，入睡后机体会大量产热，需要通过皮肤出汗来散热。另外，室温过高，或保暖过度也是小儿睡眠时出汗的原因。这些都属于生理性出汗。夏天天气闷热，卧室通风不良，宝宝更容易出汗。对于生理性出汗，家长不必过于担心，这只是宝宝生长过程中一种生理现象，随着宝宝年龄的增长，这种现象会逐渐减少。

6 母乳看上去像白开水，还有营养吗

很多人觉得母乳颜色淡，像白开水一样，就说明母乳没有营养了，会影响宝宝的正常发育，还不如让宝宝吃配方奶。这样的想法是不正确的。母乳一定是宝宝最好的食物。

母乳含有丰富的营养，正常的前奶呈清水样，是因为前奶由水分、乳清蛋白、免疫球蛋白和一些微量元素组成，可以为宝贝提供丰富的水分、蛋白质、乳糖、维生素、无机盐、水和免疫球蛋白；后奶呈乳白色，主要成分是脂肪和蛋白质，可以为宝宝提供大量的热量，有助于宝宝的生长。因此，妈妈们请不要为自己的乳汁看起来变得清淡而忧心忡忡，更不可因此而贸然为孩子断奶。只要母乳

分泌量正常且宝宝的发育良好，母乳颜色淡并不能说明什么。但是如果妈妈长期偏食、挑食，可能会导致奶水营养不均衡，缺乏某些维生素或微量元素，这就需要到专业机构去检测母乳的营养含量，从而判断该如何调整母亲的饮食和补充母乳营养。乳汁随着时间的推移，会由乳白色慢慢变淡，是正常的生理现象，可能与泌乳素分泌减少有关，但这并不是代表乳汁没有营养。

因此，妈妈们还是要坚持母乳喂养，相信母乳是给宝宝最好的礼物。

7 宝宝6个月还不会"咯咯咯"地笑，会不会发育有问题

宝宝在新生儿的时候就已经具备了微笑能力，此时的微笑属于无意识状态。随着年龄的增长、身体发育的完善，宝宝就会出现逗笑行为，此时的笑属于有意识的行为。"咯咯咯笑"属于有意识的一种笑，通常五六个月的宝宝就会有该行为。但是因为宝宝性格的不同，以及家庭养育环境的不同，部分宝宝并不出现该行为，但这并不代表宝宝有问题。就如有些宝宝性格内敛，有些宝宝性格外向，不同孩子间的表现千差万别，家长只要注意观察孩子是否在大人逗他的时候有相应的回应，如果可以做出正确的反应而且其他生长发育都在正常范围，一般问题不大。对于不能被逗笑的宝宝，家长可以在家里做好以下几点：

（1）大人要多对孩子笑，营造轻松愉快的氛围，促进亲子感情

的建立，也能对宝宝进行良好的刺激；

（2）多和宝宝说话，帮助宝宝理解和模仿；

（3）多注意观察宝宝喜欢和感兴趣的玩具，用宝宝喜欢的东西逗宝宝笑；

（4）家长如果还是很担心，可以去儿科咨询，解决困惑。

⑧ 4个月的宝宝两三天才拉一次大便，会不会是水喝少了

经常有妈妈说："宝宝已经好几天没拉大便了！每次拉大便都好费力，还会大哭，很心疼。"其实，宝宝如果两次大便间隔时间长但是大便不干，同时宝宝吃奶、睡觉都正常，精神状态也很好，排便时也没有明显的不适或痛苦的表现，就没有必要担心。

很多妈妈会认为因为宝宝只喝奶不喝水所以增加了排便难度。事实上，指望宝宝多喝水能改善便秘症状，作用是很有限的。因为宝宝大便中的大部分水分是通过肠道中的细菌分解纤维素获得的。

使用开塞露是缓解排便困难常用的方式，但不建议长期使用。开塞露作为一种辅助手段，只能暂时缓解便秘，并不能从根本上解决宝宝排便困难的问题，也不利于宝宝养成自主排便的习惯。

家长可以每天帮宝宝按摩肚子。用大人的食指、中指、无名指并拢，绕着宝宝的肚脐顺时针按摩，一次5分钟，每天早晚各一次，帮助宝宝的肠子快肠蠕动，使宝宝产生大便反射。另外，当宝宝因为拉大便而大哭时，也可以按摩宝宝的腹部，帮助宝宝顺利排出大便。

9 宝宝头发少、颜色黄，会不会是营养不良

宝宝头发的生长与遗传因素关系密切。父母头发好、多、乌黑，则宝宝的头发一般也较好；父母头发差，宝宝的头发一般也较差。还有，有些宝宝出生时头发少，大人因此很担心宝宝日后头发会过少。

婴儿头发的生长和身体长高一样，有早有迟，有快有慢。大部分宝宝的头发会随着他的身体发育而逐渐发育，渐渐由稀到密，由黄到黑。大部分出生时头发稀少的小宝宝到1～2岁时，头发已和其他宝宝没什么两样了。所以，宝宝头发稀少，家长不必过于担心。当然，家长还是应该观察宝宝是否存在营养不良。如果宝宝生长发育良好、胃口好、活动睡眠都正常，那就不必过于担心。当宝宝慢慢长大，添加辅食后，如果宝宝存在挑食、偏食的不良习惯，要及时纠正，培养正确饮食习惯。因为，宝宝到1岁左右，头发依然少而黄，可能就与缺乏微量元素有关。有的宝宝没有适时适量地添加辅食，饮食过于单调，有些宝宝饮食过于精细、无规律，造成脾胃不和、胃肠功能弱、食量差，也会影响头发的生长。因此，养成良好的饮食习惯，避免挑食、偏食，对宝宝的生长发育是非常重要的。

入园前期还需要安抚奶嘴，会不会是心理有问题

宝宝都会有非营养性吸吮的需求，吸吮安慰奶嘴和吸吮手指一样，都是正常的生理需求，并不是心理有问题。随着孩子慢慢长大，这种需求会降低。5岁前不要强迫孩子戒断安抚奶嘴，因为5岁前不会有牙齿发育问题。而到了5岁以后，宝宝还吃安抚奶嘴，除了会导致牙齿咬合问题外，还可能会引来其他小朋友的嘲笑。这时候，应该正确引导，告诉孩子这是不健康的习惯，并在征得孩子的同意，慢慢帮其戒除吸吮安抚奶嘴的习惯。

使用安抚奶嘴需要注意的是，安抚奶嘴是安抚孩子的，不是安抚大人烦躁心情的，所以，当孩子有被抱的需求时，家长就应该满足孩子，抱孩子；孩子饿的时候，不能用安抚奶嘴；孩子不愿意吸吮安抚奶嘴的时候，不要强迫孩子吸吮。

快上幼儿园了还经常尿裤子，会不会是发育有问题

即将上幼儿园的宝宝还会尿床，会让一些家长会又着急又担心，害怕孩子身体有病。

首先我们要排除疾病引起的遗尿。引起尿床的疾病有蛲虫症

（虫体对尿道口会有刺激）、尿路感染、肾脏疾患、尿道口局部炎症、脊柱裂、脊髓损伤、骶部神经功能障碍、癫痫、大脑发育不全、膀胱容积过小等，但因病引起的遗尿只占很小的比例。排除疾病因素后，其实绝大多数孩子的尿床与精神因素、卫生习惯、环境因素等有关。有一些孩子尿床与遗传因素相关，这种情况大多发生在男孩中，而且孩子的父亲小时候也往往有过尿床现象。这种情况引起的尿床，有时到青春期才可自愈。应对外在因素造成的尿床，宝爸宝妈可以这样做：

（1）睡前尽量不要让孩子喝水。如果是反复尿床的孩子，睡觉前 2～3 个小时尽量不要喝水，夜间避免喝汤、吃粥等含水量多的食品，晚餐宜清淡、少盐，多汁的水果也尽量放在白天吃。另外，家长应该注意要少给孩子喝饮料，特别是碳酸饮料（有利尿作用）。

（2）不要伤害孩子的自尊心。遗尿可使孩子害羞、焦虑及畏缩，父母不可不顾及孩子们的自尊心，采用打骂等惩罚手段。这样只会使孩子感到委屈，加重其心理负担，使得遗尿症状不但不会减轻，反而会加重。

（3）让孩子养成睡前排尿的好习惯。孩子尿床的原因往往是因为入睡后尿液的分泌量大于膀胱的容量，膀胱装不下，自然就尿床了。所以，睡觉前让孩子先排干净尿，给膀胱腾出空间很重要。

（4）及时更换尿湿的被褥和衣裤。家长夜间发现孩子尿床后，要及时更换尿湿的被褥和衣裤，不要让孩子睡在潮湿的被褥里。潮湿的被褥会使孩子更容易尿床。

（5）保证良好的睡眠。家长要给孩子建立良好的生活规律，避免孩子过度疲劳或精神紧张，最好让孩子养成睡午觉的好习惯。白天不要让孩子玩得太兴奋，孩子太疲劳时更要及时提醒孩子排尿，以防孩子睡得太沉而尿床。

总之，3岁前的宝宝偶尔尿一次床是正常现象，父母不要表现出过于忧虑，更不能训斥、惩罚孩子，尊重孩子的人格、培养孩子的良好习惯，是纠正尿床的重要方法。

⑫ 孩子两岁多了还不会说话，会不会是智力低下

这需要通过专业检查来判断评估。两岁多的宝宝不会说话，需警惕是否存在语言发育障碍。语言发育障碍是最常见的儿童发育障碍。早期的儿童语言问题可以作为大脑全面发育不良的警惕指标，也可以作为预测现在和未来儿童大脑认知障碍的指标。

语言信号通过视觉器官与听觉器官的感知后，输入中枢神经系统，经中枢语言处理分析系统处理分析、存储后编码，再经神经传至支配言语运动的器官咽、喉、舌而进行语言的口头表达。这三个环节中任何一环的功能不正常，均会使宝宝产生语言障碍。从本质上来看，语言问题就是大脑信息加工的问题。

语言在儿童的认知和社会性发展过程中有着重要作用，儿童语言能力的获得是大脑发育的重要指标。儿童的语言能力包括语言理解、构音能力、语言表达和交流等。在评价儿童语言发育时需结合脑电图、听性脑干诱发电位等电生理检查，还要检查孩子的听力神经系统发育情况，同时医生需要详细了解宝宝的生活环境、家庭教

育背景，并对宝宝的行为进行观察评价。

　　3 岁前是宝宝脑发育及语言发育的关键期。发现问题进行早期干预，将明显降低语言障碍的短期及长期不良影响。如果发现宝宝的语言理解能力或表达能力大幅度地低于同龄儿童，一定要去医院检查。

13 宝宝总是喜欢一个人玩，会不会是自闭症

　　不一定。宝宝如果年龄不足 3 岁，还没发展出社会交往能力，喜欢自己玩是很常见的现象，上幼儿园后会逐渐好转。也有些宝宝性格与其他孩子不同，需要在日常生活中多观察和了解孩子，从宝宝的性格、周围生活环境及家庭教育环境等方进行综合分析。

　　判断宝宝是不是自闭症，可结合自闭症的特征来进行观察和分析。自闭症的早期表现主要有：①不会说话或者存在语言障碍。患儿语言发育迟缓，主动说话少，有些儿童不能与人正常交流。②特殊依恋。突然对人反应冷淡，但对某些无生命物体或者小东西表现出特殊兴趣，并产生依恋。③与人缺乏情感交流，常避开别人的目光，面部常无表情。④不与其他小朋友玩，对周围事物漠不关心。⑤适应能力差。有些患儿强烈要求保持现状，不肯改变生活环境以及行为方式，如反复地吃同样的食物，穿同样的衣服，做同样的游戏等。

　　自闭症是儿童神经发育障碍性疾病之一，以社交障碍、语言交

流障碍和狭窄、刻板的兴趣和行为为特征，同时患儿伴有不同程度的智力低下以及显著的社会适应能力缺陷。家长一定要注意宝宝日常的语言及活动特点，如有以上情况发生，应尽早就医，进行专业干预，避免自闭症影响宝宝的成长。

14 宝宝6个月就认生，是不是性格有问题

认生，不奇怪。其实，几乎每个宝宝都会经历这个所谓的认生期。宝宝认生是他情感发展的第一个重要里程碑。家长不要着急，也不要认为这是孩子的缺点。

4～6个月的宝宝开始发展出记忆储存能力，不仅能区分亲人和陌生人，而且对陌生人还会产生恐惧感和不安全感，于是会出现哭闹、拒抱的怕生现象。这是宝宝的天性使然。孩子一般在0～3岁会出现认生的现象，但如果3岁以后仍然非常认生，就要考虑孩子的性格因素了。

对于认生的孩子，家长可以从孩子比较熟悉的人开始，通过和周围的人打招呼、说话，以及一些其他的接近行为，让孩子逐渐学会和人相处。让孩子习惯跟抚育人以外的人交往，然后让孩子逐渐接受"熟悉的人比较多，陌生人比较少"的环境，在孩子熟悉了有少数陌生人在场的环境之后，再扩大他的接触范围，让孩子一点点适应与陌生人交往，适应陌生环境。也就是说，需要家长引导孩子逐渐认识这个世界，逐渐学会和周围人打交道。

另外，家长是孩子行为的导师，所以家长要特别注意自己的行为，自己要作表率，使孩子逐渐学会交流。家长要用自己待人接物的方式，引导孩子学会社交，同时千万不要强迫孩子与他人打招呼或亲密接触。

15 宝宝2岁，专注力差，会不会影响以后的学习成绩

　　2岁左右的宝宝好奇心非常强，而且具有比较强的自我意识，专注力差很可能是因为没有让他感兴趣的事情，所以玩一会儿他就不专心了。其实，2岁的宝宝正处在好动的时候，没有必要过分勉强宝宝。

　　如果希望培养宝宝的专注力，可以通过一些方式来达到这一目的。

　　（1）静坐。能安静地坐着，并能在兴趣衰减时坚持适当的时间，这是在集体中进行学习的基本能力。父母可以在亲子共读时训练孩子的静坐能力和定力，甚至当孩子耐心不足时提出适当的要求，让孩子能够坚持下去。还有就是最直接的，父母和孩子比赛端坐在桌旁，看谁坐的时间长。要循序渐进，不宜操之过急，应通过游戏去吸引孩子而不是用家长的权威去控制孩子。

　　（2）轮流说话、倾听。这个能力也是过集体生活必备的能力。在家庭生活中可以通过家庭聊天的方式来训练孩子，如吃过饭后的亲子聊天，一家人探讨一个话题，当孩子插话时，家长应要求孩子听完别人的意见再发表自己的意见，不要抢话，同时要求孩子安静

地听别人说话。

（3）延迟满足。孩子从随心所欲到能适当地控制自己的欲望，这是一个艰难的过程，也是一个潜移默化的过程。在集体生活中每个人都需要控制自己的欲望，并尽量与周围的环境相适应。当孩子进入集体的时候，父母可以尝试在生活中有意识地训练孩子延迟满足的能力。

16 宝宝接种卡介苗的手臂上长了个脓包，是不是洗澡时感染了

正常足月出生的宝宝一般在出生后 24 小时内会接种卡介苗。在接种完成 2 ~ 3 周后，针眼处会出现红肿、硬结、丘疹状浸润块，平均直径 10 毫米左右，然后慢慢软化成白色脓疱，可自行破溃，8 ~ 12 周后大部分会愈合。此时接种部位会结痂、脱落，形成凹陷卡疤，整个过程持续 2 ~ 3 个月。如果家长发现宝宝打卡介苗的手臂上出现了上述情况，不用紧张，一般来说，这是宝宝的身体对卡介苗的正常反应，不用处理，只需注意局部清洁，不需要局部消毒，也不用因此而不给宝宝洗澡，可以用干净纱布包一下，或者洗完及时吸干即可。

但是如果接种后局部溃疡直径大于 10 毫米或者超过 12 周不愈；或者腋下淋巴结肿大大于 10 毫米，甚至出现化脓、破溃，则为接种卡介苗的局部异常反应，应该及时去医院就诊。

17 宝宝6个月了还把不出小便，正常吗

失败的排尿训练在1岁前很正常。给不到1岁的宝宝把尿的后果是孩子完全不知道根据便意排尿，只知道根据"把尿"这个动作来反射性地排尿。

其实宝宝不需要把尿，一般1岁以内的孩子白天晚上都用纸尿裤。1岁以上的孩子膀胱收缩能力增强，容量增大，自然能憋住尿，多数孩子想排尿时会说有尿。这个时候要锻炼宝宝，用小尿盆撒尿，而不是大人为其把尿。最好在宝宝15个月后训练宝宝排尿，过早的刻意训练可能会影响婴儿性格的发展。一般来说，小宝宝在1岁3个月到1岁5个月的时候，已经有了很好的自控能力，也有些小宝宝发育得慢一些，所以自己控制大小便的能力也会晚一些，家长不用着急，慢慢引导就可以，不要因为宝宝不能控制大小便，就吓唬小宝宝，这样会给宝宝造成心理压力。

没到1周岁的宝宝，正处于生长发育旺盛期，身体骨骼发育还没有完善，这时其骨骼的可塑性比较强。过早地把屎把尿容易使宝宝的脊椎弯曲，从而引起骨骼病变，出现驼背，还会导致髋关节、膝关节发育畸形；也会使得腹腔压力增大，导致静脉扩张，从而引发痔疮，甚至引起肛裂；夜间把屎把尿也会影响孩子的睡眠，导致其睡眠质量下降，而长期的睡眠质量较差，就会影响其生长发育。因此一般不建议家长给孩子把屎把尿，在宝宝年龄增长之后，他自

然就会有自主排便排尿的意识。

18 男宝生出来就是包茎，需不需要做手术

　　新生男婴几乎都有生理性包茎，表现为出生时包皮与龟头粘连，导致包皮不能上翻显露龟头。随着年龄的增长，阴茎及龟头的发育，到 3～4 岁时大部分男童的包皮和龟头粘连会自行消失，包皮可以上翻露出龟头，以后龟头可逐渐自行露出，到青春期可全部外露。但仍有部分孩子在 4 岁以后，包皮口仍然非常狭小，不能上翻露出龟头，这时候包茎的继续存在对孩子的生长发育可能会产生一定影响。第一，阴茎平时产生的分泌物会积聚在龟头与包皮之间，形成包皮垢。而包皮垢的存在有利于细菌生长，可能导致孩子包皮口出现红肿、疼痛、排尿疼痛等感染症状。第二，包皮垢的刺激和反复炎症可能会增加孩子患阴茎癌的风险。第三，龟头被包皮包裹，可能导致青春期龟头周径减小。第四，反复的尿道口炎症可能导致包皮和龟头粘连，影响龟头的发育，甚至造成龟头畸形。第五，反复的尿道口炎症，可能导致排尿困难，最终影响肾功能。因此，对于 4 岁后仍存在的包茎，建议可以行包皮扩张或者包皮环切手术。

19 宝宝 5 个月了，后脑勺不长头发，要紧吗

这个问题不用过分紧张，枕秃是婴幼儿期最常见的脱发类型，3 ～ 6 月龄的宝宝发病率最高，一般可达 50% ～ 70%，发病率随年龄的增长逐渐下降。枕秃是缺钙的一部分表现，但不都意味着缺钙，宝宝不缺钙的情况下一般不用治疗。

引起枕秃的原因可能是妈妈孕期钙摄入不足，也可能是宝宝缺钙或者佝偻病的前兆，不过绝大部分的枕秃还是因为宝宝生理性的多汗、头部与枕头经常摩擦而形成的。小儿头部出汗多，容易刺激头皮发痒，导致枕部与枕头来回摩擦，加上有些家长怕宝宝着凉，给宝宝穿得过多或者盖得过厚，宝宝出汗多，只能通过转动头部来散热，就容易发生枕秃。但是，如果宝宝出现枕部以外的地方大面积脱发，就应及时就诊。

平时家长可以给宝宝选择透气、高度适中、软硬适中的枕头，并随时关注宝宝的枕部，发现有潮气，要及时更换枕头，以保证宝宝头部的干爽。保持适当的室温，不要给孩子穿盖过多，要尽量减少宝宝平日出汗，特别是睡觉时出汗。这是减轻枕秃的好方法。必要时，给宝宝进行微量元素、维生素 D 的检查，看是否有佝偻病的表现。按照医嘱，有的放矢地补钙和维生素 D，千万不要盲目补钙。

其实，晒太阳是一种天然而经济的补钙方法，紫外线的照射可

以使人体自身合成维生素 D。如果遇到不适合外出的季节，可以根据医嘱，给宝宝额外补充适量的钙剂及维生素 D，以满足身体需要。对于已经开始接触辅食的宝宝来说，通过各种食物来补钙，不仅有益身体健康，同时也让宝宝有机会尝试更多的食物。

枕秃虽然令家长担忧，但解决起来却并不难。一般 6 个月以后，孩子可以自主翻身、抬头，甚至会坐后，头枕部与床面或枕头摩擦的机会就会减少很多，头发也会重新长出来。

㉜ 母乳喂养的宝宝大便次数多，是不是母乳太油了

母乳喂养的宝宝大便次数是有阶段性差异的。通常孩子在新生儿期排便次数较多，母乳喂养的新生宝宝甚至会发生一天排便 7～8 次的状况。这可能是因为母乳容易消化、利于排出，以及摄入食物后肠道的反射性蠕动，或者是由于母乳中脂肪小体含量较多造成的宝宝消化不良。随着孩子月龄的增长，大便次数会逐渐减少。

宝宝大便的性状应该是膏状的，而颜色应该是金黄色，如果吃母乳的宝宝出现大便较稀、次数较多等情况，只要他的精神和吃奶情况良好，体重增加正常，没有解便困难、腹痛、胀气的情形，就都是正常的，爸妈没有必要担心，等到宝宝长到一定时期这种腹泻会自动消失。但是，如果宝宝大便的次数比较多，拉出来的大便有奶瓣或者是蛋花样的东西，以及颜色偏白色或偏褐色，都是不正常的。

大多数哺乳期的妈妈在饮食上没有什么禁忌，可以想吃什么就吃什么，不会影响宝宝，所以不要因为严格限制饮食而影响了妈妈享受哺乳的幸福。建议哺乳期妈妈的饮食应以高蛋白为主，多吃鸡鸭鱼肉、蛋类、奶类食品，可以适当吃些新鲜的瓜果蔬菜，每天每餐都应该多喝些汤水，特别是一些高汤，如骨头汤、鸡汤等，如果奶少，还可以经常喝些发奶的汤水，如猪蹄黄豆汤、木瓜鲫鱼汤等。哺乳期的妈妈应注意饮食以清淡为宜，少吃辛辣、酸、冷的食物。吃了一些不好的食物可能会导致孩子吃母乳腹泻，而且产妇吃得过于油腻也会导致孩子出现便秘。所以妈妈的饮食要均衡，荤素搭配要得当，不要挑食。

事实上，母乳性腹泻具有明显的特点，这种腹泻一般每天 3～7 次，大便呈稀泡样，气味有特殊的酸臭味，微绿，有奶瓣，有时甚至还带有条状的透明黏液。如果宝宝腹泻时间长则有可能导致生长停滞、营养不良等严重后果，此时需要及时治疗。

21 新生儿的生活环境必须严格消毒吗

一般在家中照顾新生儿的父母需要做好环境卫生，每次接触宝宝前后都把洗手工作做好即可，不用再戴手套、帽子，手部消毒液可以在来不及洗手时使用。家中如果有人感冒，应尽量远离新生儿，必要时戴好口罩。人的免疫系统能对传染病原产生免疫记忆，万一再次遇上，可以很快将其消灭。所以如果家中太干净，孩子没有机会通过感染产生抗体，抵抗力反而会减弱，并可能导致过敏和自体免疫失调。平时只要使用一般肥皂和水就可达到清洁的目的，不要天天使用消毒液。仍要帮助孩子养成良好的卫生习惯，尤其要在吃饭前和上厕所后把手洗干净，防止病从口入。

新生儿室内需要有充足的阳光，且要勤通风，保持空气新鲜、温暖舒适。打扫房间时，最好先洒水或用湿布擦地，以免尘土飞扬。宝宝还没有满月的时候，应尽量让亲戚、朋友少来探望，特别是患有感冒或各种传染病的人，更不应接触新生儿。奶瓶、奶嘴等奶具，要每日消毒，使用后要煮沸或者用蒸汽消毒灭菌，奶嘴不要用手直接碰触。

接触新生儿的人一定要保持手部洁净，接触新生儿前及换尿布后，必须用肥皂和清水洗手。千万不要在接触自己的口鼻腔或面部后就用手去摸新生儿，因这些部位都有病菌，这样做会把病菌带给宝宝。如果妈妈患了感冒，喂奶时要注意戴上口罩，以免传染新生儿。

22 2岁女宝黏人、脾气大，是不是有心理问题

宝宝的心理是否健康，不是看与妈妈分开时是否哭泣，而是看妈妈回来之后他的表现。如果妈妈回来之后，宝宝不管之前哭没哭，都马上开心地扑到妈妈怀里，说明孩子的心理是正常的，不缺乏安全感。如果妈妈回来之后，孩子表现出想亲近妈妈，又不敢亲近，

或者拒绝妈妈的亲亲抱抱，就说明他可能缺乏安全感了。

　　1～2岁的孩子，若是每天由妈妈带的时间比较长，就会对妈妈形成一种亲密的依恋关系。所以，妈妈一旦离开，孩子就会哇哇大哭。离开妈妈就哭，这反而是孩子有安全感的表现。妈妈与孩子的情感联系越紧密，越能够帮助孩子形成健全的人格，即"安全型依恋"。0～2岁是孩子与妈妈或主要照顾者建立依恋关系的最重要的时期，对孩子一生的心理成长有着深刻的影响。这种一离开妈妈就哭的依恋并不是"没有安全感"的表现，而是建立一生的安全感的基石。

　　分离焦虑是一个正常的发展阶段，它实际上是一个情感的里程碑。随着宝宝的发育，他会体验到不同的情绪。6～24个月的宝宝正处于分离焦虑最厉害的阶段，尤其是在将近2岁的时候，宝宝的依恋关系十分单一，他会在熟人圈里寻找跟自己关系最亲近的人，对于陌生人会非常排斥。宝宝希望妈妈一直陪在自己身边，哪怕是玩玩具，也要妈妈在一边待着。或者，妈妈上厕所，他们都要跟着去。这是小孩子黏妈妈的正常表现，但并不是有心理问题。

23 1岁宝宝改不掉吃手的毛病，会不会让手指变形

　　吃手可以消除宝宝的不安、烦躁、紧张，具有镇静作用。1岁以内宝宝吃手是比较正常的行为，尤其是在饥饿或者缺铁的时候，不需要进行特殊治疗。吃手主要跟婴儿的发育有关，随着年龄的

增长，这个习惯就会慢慢改掉，不用刻意去阻止，可以在婴儿吃手的时候对婴儿进行安抚，把其注意力转移到其他地方。宝宝在口欲期时，能从吃手得到快乐和满足，家长要注意宝宝手的卫生，以免在吃手的时候因为不卫生而引发感染性疾病。但是如果3岁的宝宝仍爱吃手，一定要干预。

父母要为宝宝营造安全舒适的环境。一旦发现宝宝吃手指头，就要多关心宝宝身心的发展，要多搂抱、陪伴宝宝，仔细分辨宝宝的各种要求，满足他的各种需要，有条件的父母可以为宝宝做抚触按摩，睡前给宝宝讲轻松愉快的故事，读朗朗上口的儿歌，让宝宝愉快地入睡，时时感到安全、幸福、满足。

如果家长不想让宝宝吃手，也可以用安抚奶嘴。安抚奶嘴既能满足宝宝的吮吸需求，也不会影响宝宝的牙齿健康。不过使用安抚奶嘴要有度，不要过度使用。有的家长看到宝宝吃手，就会粗暴阻止，其实这种做法是错误的，只会加重宝宝吃手的情况。当宝宝吃手时，可以去抱抱他，亲亲他，这样慢慢就能弱化其吃手的执念了。

需要注意的是，在纠正宝宝吃手的问题上，家长一定要有耐心，给宝宝足够的关爱，而不是一味地强制要求。要分析宝宝吃手指的原因，然后再对症下药，这样才能迅速有效地解决问题。

 24 宝宝吃饭挑食，是遗传的吗

多数专家认为，宝宝的口味是后天养成的，出生几个月后宝宝才会慢慢有味觉，所以家庭环境影响是最主要的原因。但是也有人认为，食物入口前，由宝宝的嗅觉决定能不能接受，而入口后，由味觉决定是否喜欢这种味道。如同某些疾病会遗传一样，嗅觉和味觉同样会受到基因的影响，从而决定了有的孩子对一些食物会产生排斥。但是也存在小孩子挑食和父母做的饭菜有关系的情况。有的时候父母做的饭菜不好吃，孩子不喜欢吃，所以父母往往会认为孩子挑食，但事实却不是这样的。当孩子偏食时，父母也要检查一下自己的厨艺，很可能这是导致孩子偏食的直接原因。另外，如果长期做一样的饭菜，孩子也可能会感到厌倦。

家长要分析孩子挑食的原因，有针对性地进行调整和改善，不能简单粗暴地指责孩子，要求孩子必须吃某种食物，这样会使孩子对食物产生反感。如果家长只给孩子吃他喜欢吃的东西，在孩子出现一点饮食偏好时，家长就有求必应，那么就会让孩子的口味要求越来越高，变得越来越挑食，到最后只吃自己喜欢吃的东西。

如果孩子在正餐外吃了太多的零食，会导致胃肠道消化液不停地分泌，使胃肠缺乏必要的休息，最终可能引起消化功能减弱，食欲下降。边吃边看电视，这是不少孩子的通病。玩具和动画片可能会分散孩子吃饭的注意力，使得食欲也自然而然降低了。当孩子有了一定的自理能力，爸妈却还在给孩子喂饭，会让孩子觉得吃饭是件没意思的事，也就容易出现偏食的情况。如果突然改变了饮食规律，孩子在刚睡醒或刚做完游戏时就去吃饭，消化液分泌不足，也会影响到孩子的消化功能，容易造成偏食。还有，如果爸爸妈妈本身就有偏食的毛病，那就不要怪孩子有样学样了。

纠正宝宝偏食的正确战术是迂回战术，通过一些策略来增加吃饭的乐趣，帮助宝宝摆脱厌恶吃饭的情绪。比如，将宝宝的餐具更换成更可爱的餐具。小朋友比成人更视觉化一些，鲜艳的色彩和有趣的形状能诱发孩子的好奇心，从而吸引他们进食。

对待挑食宝宝，比拳头和言语更有效的，其实是言传身教！

25 2岁女宝有夹腿的表现，是不是性早熟

不一定是。幼儿夹腿最常见的原因是局部不适，而引起局部不适的原因主要有外伤、过敏、虫咬伤、尿路感染等，性早熟引起儿童夹腿比较罕见，应在排除其他问题之后再进行考虑。

会阴部外伤通常会有创伤史，可以通过询问来初步了解。当然，儿童可能无法准确表达，还需要观察有无日常的异常行为，如孩子出现异常的恐惧或者对某一物体和场景的反应异常等。除此之外，还可以观察儿童内衣、排泄情况与清洁臀部时有无异常的分泌物或血迹，或检查儿童的外生殖器有无皮肤破损等情况，以此来判断有无外伤可能。

过敏或虫咬一般都会在局部形成明显的红色皮疹，可以通过儿童是否平时有搔抓动作以及检查外生殖器局部皮肤来判断。

尿路感染症状相对隐蔽，但也通常会伴随出现尿频、尿急、排尿疼痛甚至是排尿哭闹。也有的儿童会出现发热、内裤上的分泌物增多现象，检查会阴部偶尔可以发现尿道口有白色分泌物。留取小便做尿常规，如有白细胞增多，也是尿路感染的特征之一。

幼儿的夹腿动作通常是由于私处分泌物增多，局部皮肤潮湿、卫生条件不良所引起的不适所致。除分泌物增多之外，性早熟的女孩还会出现乳房增大、乳晕颜色加深、身高过高、长高速度过快等表现。如果同时出现这些性早熟的表现，一定要去医院检查，寻找病因。

26 宝宝出生后的听力筛查没有通过怎么办

一般宝宝出生后会做听力筛查，来判断宝宝的听力是不是发育完全。宝宝第一次做听力筛查没通过，家长不要慌乱，也不要担心得病急乱投医。听力筛查未通过有可能是受外部环境的影响所致，环境吵闹，宝宝耳道不适，或者宝宝的注意力在别的地方等，都可能是原因之一，等下次宝宝情绪稳定的时候再来做检查即可。新生儿听力筛查的复筛通过率很高，特别是由羊水堵塞耳道引起的，复查时一般都没有问题。

新生儿一般在出生后 3 天之内会做听力筛查，听力筛查如果没通过，需要 42 天后再次复查，到出生后 6 个月时仍不能通过就可以确诊了，确诊之后需要及时采取干预措施。另外，早产儿和出生低体重儿的听力传导和神经系统发育可能不太成熟，随着身体各器官的发育，宝宝出生后 42 天复查时也大都会通过。

如果宝宝出生后 42 天也没有通过听力筛查，不要灰心，这也只是再次筛查而已，结果可能不是精确的，不是最终的确诊。宝宝在这个时期虽然听不见，可能只是没有达到正常听力水平。宝宝的听力一般都是宝宝3个月大时才会定型，所以出生后3个月时应做一次诊断。

出生后3个月时，孩子听力检查如果仍未通过，则应在孩子6个月大的时候再次进行听力检查并确诊。感音神经性耳聋的患儿，如果未通过筛查的耳朵尚有残余听力，佩戴助听器即可；如果未通过筛查的耳朵已无残余听力，则可根据情况决定是否植入人工耳蜗或者采取其他治疗方案。

平时家长要多注意孩子的听力状况，可以故意制造声音来吸引宝宝的注意，看宝宝对声音有没有反应，反应不敏感的话多试几次，直到认为是正常反应为止。或者可以用玩具逗宝宝玩，看宝宝有没有反应。如果都没反应，要看看宝宝的耳道是不是被耳屎塞满了，必要时去医院请医生给宝宝清理。

听力筛查并不是最重要的听力正常与否的依据，主要要看宝宝日常的反应。要是宝宝听到声音时反应迟钝，就要立即到医院就诊，查明病因，及时治疗。日常生活中，家人一定要注意不能让宝宝听分贝过高的声音，也不要弄出刺耳的声音，应保持家里适当的安静，以免对宝宝未发育完全的鼓膜造成影响，造成宝宝听力低下、听力障碍。

27 宝宝 3 岁，坐不住，是不是有多动症

3 岁的宝宝能保持注意力集中的平均时间是 10 分钟，4～6 岁的儿童保持注意力集中的平均时间可达 15 分钟，因此，家长们不要过于焦虑，不用担心自己的孩子会不会是多动症。

那么，多动症有哪些表现呢？一部分多动症儿童可表现为多动难静，不能自控；坐立不安，常离座位；不分场合，跑来跑去；玩耍时过于兴奋，无法安静；经常忙个不停；多言多语，自说自话；问话未完，抢着回答；很难按序排队；干扰别人，擅拿他人物品。

但多动症并非只表现为"好动"，有些患儿可能以神思涣散（注意力缺陷）为主要症状，表现为：粗心大意，做事马虎；不重细节，时常出错；神思涣散，难以集中；心不在焉，似听非听；兴趣多变，难按要求完成任务；做事凌乱，没有条理，做事拖拉；懒散懈怠，缺乏毅力；丢三落四，有头无尾；不耐干扰，易于分神；记忆力差，容易忘事。多动好动和注意力缺陷是多动症的主要特征，临床符合 6 种以上症状，持续时间超过 6 个月，才能诊断。

如果孩子出现注意力缺陷、活动过度、易冲动等 3 个明显的特征时，家长应提高警惕，及时采取措施，听取专家的建议。

28 **1个月的宝宝，口角流奶，会不会是消化不良**

当宝宝吃奶比较急时，空气容易进入，而宝宝的胃不像大孩子和成人那样垂向下方，而是呈水平位，因此就容易漾奶。另外，由于宝宝食管肌肉的张力比较低，贲门比较松弛，关闭不紧，所以很容易导致吐奶。孩子吃饱后，家长要轻轻抱起孩子，使其头侧稍高，轻拍宝宝后背5～10分钟，让他通过打嗝排出吃奶时一起吸入胃里的空气，再然后把宝宝放下，就会减少吐奶。

要判断新生儿吐奶是否正常，是不是消化不良，首先需要弄清楚宝宝是病理性吐奶，还是生理性吐奶。病理原因，如感冒、细菌感染、便秘、消化系统疾病、畸形等，都会造成宝宝异常吐奶。病理性吐奶的量比较多，可发生在喂奶后不久或半小时以后，吐奶前孩子有痛苦难受的表情。生理性吐奶则量少，多发生在刚吃完奶时，一般吐出一两口即止。正常情况下的吐奶，家长不用担心，只要宝宝体重增加正常，精神状态好就行。

一般生理性吐奶的宝宝，长大一点儿后，就不会吐奶了。此外，喂奶姿势不当、喂奶过快、奶量过多或两餐间隔时间太短、喂奶时翻动小儿过多、过早添加辅食、奶瓶喂食时奶嘴的孔径过大等，也都会导致宝宝吐奶。

其实，很难完全避免宝宝吐奶。不过爸爸妈妈可以用以下方法来帮宝宝减少吐奶的次数：奶嘴开孔大小要适中，倒置奶瓶时确保奶液慢慢地滴出。喂奶时，奶嘴内要充满奶，以免宝宝吸入空气。不要待宝宝肚子很饿时才喂，以免宝宝吃得太急，吞太多空气进胃部。千万不要强迫宝宝喝完整支奶，如果宝宝停止吸吮，吐出奶嘴或乳头，又或睡着了，便表示他已经饱了，不用继续喂。宝宝 6 个月大之后，不仅可以很好地掌握吸吮技巧，而且胃肠功能也发育得比较成熟了，吐奶的次数也会明显减少。

29　6 个月的宝宝为什么满脸长"青春痘"

　　宝宝怎么也会长"青春痘"呢？其实婴儿的"青春痘"大多发生在出生后的半个月至 3 个月，有的可持续到宝宝五六个月大。宝宝的"青春痘"，医学上称为婴儿痤疮。那么，宝宝为什么会出现痤疮？这主要是雄性激素、毛囊内的菌群，还有遗传因素等多种因素造成的。婴儿在没有出生前，如果妈妈体内的雄性激素过多，就会促使宝宝出生后皮脂腺分泌旺盛，而脸部又是皮脂腺分泌旺盛的部位，所以，家长就能在婴儿的脸上发现有如青春痘的小疙瘩。面对宝宝的"青春痘"，家长该如何护理呢？

　　（1）宝宝脸上的痤疮，一定不要挤压。因为这样会刺激皮肤，让产油腺体产生更多的油脂，从而形成更严重的痤疮，而且挤压还很容易引发细菌感染，引起化脓，甚至会形成结节、囊肿，疤痕。感染严重的话，需要在医生的指导下，使用抗生素类药物治疗。

　　（2）婴儿痤疮的皮肤护理，十分重要。家长可以每天用温水清洗宝宝的脸，对于比较严重的婴儿痤疮，可以用温和的婴儿肥皂清洗宝宝的皮肤。每天也不要过度洗脸，因为过度清洗会刺激皮肤，让产油腺体产生更多的油脂，从而产生更多的粉刺。给宝宝洗脸时，要轻轻擦拭。

（3）洗澡可以促进患痤疮的宝宝的皮肤清洁，降低细菌感染的概率。洗澡的水温在 38 ～ 40 摄氏度为宜，可隔日为宝宝洗澡一次。宝宝洗澡用的毛巾要柔软，脸盆、毛巾应保持清洁。家长可以选择温和的沐浴液，尤其是添加了保湿成分的弱酸性沐浴液，可用双手直接涂抹在宝宝皮肤表面，然后用清水彻底清洗干净，避免用力摩擦。

（4）宝宝的贴身衣物宜采用纯棉质地，手感细腻，易穿脱，没有领子的，以免摩擦刺激皮肤。

（5）适当地为宝宝修剪指甲，避免其搔抓皮疹，造成皮肤损伤。

（6）如果是母乳喂养的宝宝，那么妈妈的饮食也要注意。不要吃甜食、高脂肪还有辛辣刺激性的食物，可以多吃一些新鲜的蔬果，这样有利于提高乳汁的质量，有利于宝宝的康复。在哺乳期不要滥用激素类药物，不要用母乳擦洗宝宝的皮肤，更不要为其涂抹激素类软膏。

（7）不要自行用药。有些家长会自行给宝宝使用药膏，比如将青少年或者成人的药膏涂在宝宝皮肤上。自行使用药膏，可能会刺激婴儿的皮肤，使宝宝皮肤变得干燥，甚至产生疼痛，导致痤疮恶化。所以，家长应在医生的指导下使用药膏。

（8）婴儿长了痤疮，好了之后一般都是不会留下疤痕的。因为婴幼儿的皮肤还十分娇嫩，皮肤的恢复能力很强，所以痤疮留下的痕迹以后慢慢就会淡化。

　　婴儿痤疮一般会在几周到几个月内才消失，所以家长需要有一定的耐心。母乳喂养的宝宝，其痤疮通常会持续更长的时间。

㉚ 宝宝头睡偏了，怎么办

　　一般来说，刚出生的宝宝头骨相对较软，如果头部的某一部位长期承受整个头部重量的压力时就容易偏头。如果想矫正孩子的头型，最好要趁早，一般认为 3 个月以内的矫正效果最明显。

　　（1）偏头的原因：宝宝刚出生的时候，由于产道挤压，头型可能会变得又长又尖，但是这种情况通常只维持几天，孩子的头型会慢慢变圆。如果几个月后孩子头型变得又扁又偏，多半是跟睡姿有关。这是因为刚出生的宝宝的颅骨尚未完全骨化，在出生后的前几个月内，如果头部的某一部位长期承受整个头部重量的压力，比如一直仰卧，娇嫩的枕骨长期受压，其正常的弧度将逐渐被压平，而随着月龄增加，骨骼有逐渐钙化成形，就会形成偏头。

　　（2）矫正的方法：一般来说，宝宝在 6 个月以内，头骨相对较软，能够进行头型矫正，6 个月以后头型基本就固定了。宝宝睡觉勤翻身，可以塑造好头型。宝宝一天的睡眠时间比较多，尤其是月子里的宝宝一天能睡 20 个小时以上，而且通常是一动不动的姿势。这个时候就需要家人来帮助宝宝翻身。一般两侧适时交替的侧卧，是安全而理想的睡姿，可使宝宝的头型轮廓优美。可以将一条毛巾卷从宝宝背部绕过其双腿间直到胸前，控制臀部的位置，维持其侧卧睡姿，且每天至少保持该睡姿 6 个小时。

如果宝宝头睡偏得比较明显，那么可能和宝宝的睡眠姿势、喂养方式有关。比如，有些宝宝可能喜欢脸朝着窗户或是脸朝着玩具睡，这个时候除了帮孩子翻身外，也要注意给孩子更换睡觉的方位，或是更换一下玩具摆放的位置，以免孩子总朝着一个方向睡觉。奶瓶喂养的宝宝，可能家长会习惯固定在同一侧喂奶，这时候就应该多换换方向来给宝宝喂奶。如果想矫正孩子的头型，最好要趁早，一般认为 3 个月以内的矫正效果最明显。目前市场上有很多头型矫正器出售，比较常见的是定型枕。原理很简单，就是在内胆缝了一个圈，形成一个凹面，宝宝的头就睡在凹槽里。这种枕头矫正头型还是比较有效果的，但是不方便宝宝翻身，因此还是需要父母不时地为宝宝翻身。

3 个月以下的宝宝不宜使用定型枕。3 个月以下宝宝的脊椎是直的，平卧和侧卧都是正确睡姿，只要时间不过长，宝宝的背与后脑勺保持在同一平面上，头骨便不会发育异常。使用定型枕反而可能阻碍宝宝头部的自由活动，影响宝宝头骨的发育。

3～6 个月的宝宝使用的定型枕高度不应超过 2 厘米。这一阶段的宝宝的脊柱颈段会出现生理弯曲，为维持其睡眠时的生理弯曲，可以考虑给宝宝使用定型枕，但枕头的高度不应超过 2 厘米，否则会影响脊柱发育。

6 个月至 1 岁的宝宝使用的定型枕高度不超过 4 厘米。随着宝宝的不断发育，应不断调整其枕头的高度，但在宝宝 1 岁以内，定型枕的高度都不应超过 4 厘米，否则容易影响宝宝呼吸的畅通和颈部的血液循环。等宝宝长到 1 岁，头部已基本定型后，就可以使用普通婴儿枕了，高度 6～9 厘米即可。

总而言之，随着宝宝的成长，宝宝的头型会自动矫正过来，所以爸妈不必太过于担心。宝宝头盖骨的形状随着脑部发育而逐渐发育成熟，其形状也会慢慢地矫正过来。不过由于宝宝头盖骨柔软，所以 1～2 岁之前很难进行形状矫正，也没有治疗的有效方法。即使到了两三岁，如果仍然觉得宝宝的头型很难看，也不用太担心，注意给宝宝补充营养，直到其青春期结束之后，孩子的头型基本上就会形成一个固定的形状了。

31 妈妈吃了青霉素后，还能给宝宝喂母乳吗

哺乳期妈妈使用了青霉素是可以继续喂奶的。青霉素在乳汁中的浓度很低，哺乳期间的女性使用该药基本上是安全的，仅仅可能会影响到孩子的肠道菌群。所以，建议在使用该药的过程当中，密切观察孩子的胃肠道症状。如果没有症状或只有轻微的腹泻，则说明没有问题，可以继续放心地使用；必要的时候，也可以给孩子补充一些益生菌以缓解不适；如果孩子的腹泻比较严重，说明药物已经影响到了母乳。如果母亲必须使用青霉素的话，只能暂时更换喂养方式。

32 妈妈拉肚子，还能给宝宝喂母乳吗

母亲腹泻时婴儿可正常进食母乳。母乳是宝宝最好的食物，有利于宝宝的消化和营养物质的吸收，它比配方奶更适合宝宝的营养需求，母乳喂养还可以增进母子感情。

母亲拉肚子可能是消化道感染或非感染因素引起的，比如饮食不当、环境因素影响等，这种拉肚子对母乳质量无影响，婴儿不会因此而腹泻。但是母亲应在喂母乳过程中做好身体护理，尤其是做好手的卫生。因为感染性腹泻会通过粪—口传播，如果母亲的手或者使用的物品不干净，就有可能通过接触将疾病传染给婴儿。如果母亲拉肚子比较频繁就有可能还伴有呕吐等症状，身体免疫力降低、电解质出现紊乱，这个时候就不宜继续喂母乳了，否则容易导致宝宝的肠胃受损，出现拉肚子的症状。此时母亲需要到医院做大便常规检查，如果白细胞和红细胞数值异常则提示细菌感染，需要使用抗菌药物治疗。这个时候最好先暂停母乳喂养，防止炎症以及药物影响母乳，等症状好转，停药后，再在医生建议下继续哺乳。

33 宝宝喉咙里总有呼呼声，是不是有痰

宝宝喉咙里有呼呼声不一定是有痰，可能是因为宝宝的鼻屎影响了通气，或者有些宝宝呼吸音比较重。家长不必过于担心。但也可能是宝宝真的生病了，喉咙里才会出现呼呼的声音，此时宝宝可伴有鼻塞、流鼻涕、打喷嚏等；另外，宝宝先天性喉喘鸣也会使得喉咙里有呼呼声。

如果新生儿时期的宝宝，没有任何上呼吸道感染的症状而喉咙里有呼声，大多数是先天性喉喘鸣。因为新生儿的喉软骨没有发育完全，吸气的时候容易出现喉头软骨塌陷，喉腔变小，气流通过呼吸道就会产生喉鸣音。这种情况不用特殊处理，宝宝 6 个月以后会逐渐好转，两岁左右就会基本消失。

如果宝宝有上呼吸道感染的症状，如流鼻涕、咳嗽等，喉咙里有呼呼声就可能是有痰。此时应注意给宝宝保暖，不要让宝宝继续受凉，加重病情；止咳和化痰药要慎用，建议去医院就诊，听取医生的意见，在医生指导下正确处理。

34 宝宝总是定时定点地哭，是不是哪里不舒服

宝宝哭闹的原因有很多，在同一时间点哭闹，最有可能是宝宝饿了。但是吃得过饱，肚子不舒服，宝宝也会哭闹。若出现哭闹不止，则可能是宝宝情绪上的一种发泄，这时可以给宝宝一个安慰奶嘴试试。有些宝宝需要亲子互动，特别是出生2周以后的宝宝，因其知道了妈妈或者亲子关系的存在。此时家长要多安抚宝宝的情绪。还有，宝宝在排便后，也会用哭声和动作提醒家长处理，这时也会表现为哭闹。

还有一种说法叫"黄昏闹"，就是宝宝在特定的时间段，比如傍晚，哭闹得厉害。其实这种现象跟生理和作息有一定关系。部分宝宝会有闹觉这种习惯，其实闹觉是有原因的，首先就是环境因素。有可能是家里环境温度过高，宝宝穿得过厚，燥热不舒服等；或者环境嘈杂导致宝宝不能入睡，睡着被吵醒等。另外如果宝宝哭闹时间长，还会引起肠胀气，宝宝的肚子可能会疼。这时需要家长去安抚，可以尝试在宝宝肚脐周围顺时针按摩，缓解肠绞痛。

㉟ 宝宝 4 个月还没力气抬头，是不是有问题

　　一般宝宝在 3 ～ 5 个月的时候，双臂可以支撑身体，能抬起头，不过宝宝抬头并不是一下子就可以做到的，必须要循序渐进，3 个月的时候绝大多数宝宝的颈部可以支撑起头部的重量，不过最高只能抬起 45 度。到 4 个月的时候，有些宝宝能够完全抬起头，妈妈平稳抱着宝宝的时候，他们也可以将自己的背挺直。有些宝宝已经 4 个月了，抬头仍然不稳。其实绝大多数 4 个月的宝宝抬头不稳都属于正常的情况，因为这个阶段宝宝的骨骼发育还不是特别好，身体总是没有力气。但如果发现宝宝抬头不稳现象比较严重，首先应该带他们去医院检查。

　　另外，家长可以给宝宝做一些训练，帮助宝宝抬头能力的发展。训练宝宝抬头，最好在宝宝心情比较好的时候进行。如果宝宝刚吃完奶，必须间隔至少 30 分钟再开始训练，否则宝宝就很容易吐奶。宝宝抬起头的时候，家长可以准备一些有声音的玩具以及颜色鲜艳的物品吸引他们。当宝宝身体缺乏维生素或钙的时候，父母也应该及时为宝宝补充。宝宝在 5 个月的时候大多能完全抬起头，父母不要太过担心，如果过了这个时间段抬头仍然不稳，那么就需要去医院做进一步诊断。

(36) **3个月的宝宝竖抱时踮着脚尖，是不是有问题**

　　3个月的宝宝，竖抱的时候总是踮着脚尖，不能平踏，这是因为这个月龄的宝宝不具备站立的能力，强行站立，会造成宝宝紧张，从而出现尖足。如果宝宝平卧时没有尖足，就说明是因为姿势造成的肌张力增高。婴幼儿在发育早期，尤其是6个月前，由于神经系统发育不全，会出现生理性肌张力高，这是正常的，6个月后会逐步缓解。那么，有的家长会问了，宝宝肌张力高，会不会是脑瘫啊？其实婴幼儿越小，肌张力相对越高，特别是3月龄以内的婴儿。有脑损伤的婴儿可表现有肌张力过度增高，但并不等于肌张力高就一定是脑瘫。一般情况下，多数宝宝的尖足都是正常的生理现象，如果怀疑是病理性的，那么最好还是带宝宝到医院，由专业的医生进行判断！

　　在日常生活之中，父母应该多学习护理宝宝的知识，了解宝宝的成长状况，这对确保宝宝健康平安地成长有非常大的帮助。正常3个月宝宝的发育指标为：俯卧时，能抬起半胸，用肘支撑上身；头部能够挺直；眼看双手，手能互握；会抓衣服，抓头发；脸、眼睛能随物体的移动进行180度转动；见人会笑；会出声答话、尖叫，会发长元音。3个月大的宝宝刚熟悉周围的生长环境，但是此时不要让宝宝尝试坐立或者站立，因为他们身体的骨骼、肌肉还非常脆弱，过早地让他们站立、坐立，会影响他们正常的生长发育。如果

10 ～ 12 个月的宝宝仍不能手扶独自站立片刻，父母一定要重视，这可能是由于发育不良而造成的，如果不及时干预，很有可能会影响孩子的生长和发育。所以，家长千万不能够掉以轻心，在发现宝宝有异常情况之后，应该及时带宝宝去医院进行检查，以避免耽误病情。

新生儿吃奶很好，为什么不长体重

很多家长对宝宝的体重增长不好，或是不长体重很担心。正常的新生儿在出生后的两周内，会出现生理性体重下降。出生后的两周，宝宝的体重会逐渐达到出生时的水平，之后体重才开始慢慢增长。刚出生的宝宝会排出体内的胎便，以及在母体内吸入的羊水等，体重较出生时会略有下降，但之后会逐渐增长。每个宝宝体重增长的情况也是有个体差异的，只要积极观察宝宝有没有出现哭闹不停或者其他异常情况即可，家长不必太过于担心。所以，家长应该给宝宝一些时间，不要太过于着急。

每个宝宝的生长发育情况都是不一样的，只要宝宝的身体没有其他的异常，营养充足，是会迅速长起来的。宝宝 0 ～ 3 个月时身体生长的速度比较快，一定要保证其充足的睡眠。只要科学合理地喂养，宝宝一定会健康地成长。

③⑧ 宝宝臀部皮肤总有一块是青的，正常吗

经常会有新手家长问，宝宝出生后屁股上会有一块青色的印记，这是宝宝的胎记吗？它会不会一直存在呢？这个"青块儿"的确是一种胎记，学名叫作蒙古斑，当宝宝还处在胚胎期的时候，黑色素细胞在移动到表皮的过程中如果没能穿过表皮和真皮的交界处，就会困在真皮深处，形成蒙古斑。蒙古斑是宝宝最常见的胎记，是先天性的。蒙古斑通常是青蓝色的，圆圆的一片，多半在腰和屁股的位置，有时会在腿上、手臂上出现，多为左右对称，且大多是单数，主要呈圆形、椭圆形或者是方形，但边界不是很明显，用手按压皮肤，颜色也不会有什么变化。蒙古斑对宝宝身体没有影响，一般也不会有恶变的危险，是一种良性的皮肤疾病。很多家长都很好奇，蒙古斑随着年龄的增长会消失还是会一直存在呢？答案是多数蒙古斑会在宝宝 2～3 岁时消退，或到孩子 7～8 岁时自然消失，并且不会留下痕迹，所以担心影响宝宝颜值的家长可以放心！但是，如果宝宝在短时间内屁股出现青紫，而且背部伴有明显的青斑，这种情况就建议去儿科就诊，排除淤血或者是瘀斑，必要时应给宝宝进行血常规及凝血检查，排除血液系统疾病的可能。

39 宝宝睡觉的时候腿是弯的，需要通过绑腿来矫正吗

　　宝宝每天吃得好睡得香，只是睡觉的时候小腿总是弯的，像一只小青蛙一样。很多家长都想知道到底要不要通过绑腿的方式帮助宝宝的腿长直。其实宝宝在子宫里是蜷缩着身体的，出生之后需要适应外界的环境，这个适应的过程需要一些时间。家长们不必过早地担心，要给我们的小天使一些时间，让他们每天快乐地挥舞一下小胳膊小腿儿，过一段时间适应了外面的环境，腿就自然会越长越直了。家长们可以在每次给宝宝洗完澡之后，放一段安静的音乐，给宝宝按摩一下腿部，促进宝宝腿部伸直。一般情况下，半岁之后宝宝的腿会慢慢变直，在这期间不要让宝宝过早地站立和行走，这样也可以避免宝宝以后腿不直。当然以上讲的都是出生时正常的宝宝，如果宝宝有早产、窒息等情况，父母要随时观察孩子，腿部有特殊情况时一定要及时就医，查找原因，不可大意，以免错过最佳治疗时机。

40 新生儿牙龈上有一些白色的小点，正常吗

　　一些刚出生的宝宝，其口腔上腭中线和齿龈部位有黄白色米粒大小的小颗粒，这种小颗粒是由上皮细胞和黏液腺分泌物堆积形成

的，俗称"马牙"，随着孩子的长大可自然消退。在长"马牙"期间，宝宝可能会情绪烦躁，爱哭闹，母乳喂养的宝宝会出现咬奶头，不吃奶，口水增多的现象。出现这些症状时，家长要有心理准备。宝宝哭闹明显，是因为"马牙"萌发让宝宝感觉到不舒适，要做好安抚措施。出现咬乳头、不吃奶的现象，是因为宝宝感觉到疼痛或痒，或者是牙龈肿胀。家长要明白这是一种正常表现，可以少量多次地给宝宝喂奶，避免营养不足。如果宝宝的"马牙"萌发出来，且有松动时，家长就要注意了，"马牙"可能随时会脱落，应及时来医院就诊。

新生儿口腔黏膜很娇嫩，黏膜下血管很丰富，抵抗力极差，家长千万不能用针挑破或用布擦掉"马牙"，这样会引起黏膜损伤，很可能会使细菌从破损处侵入引起炎症。口腔炎症不仅婴儿受罪，严重的还可引起新生儿败血症。如果"马牙"颗粒很大，影响吃奶，应请医生来处理。宝宝有个体差异，并不是所有的宝宝都会出现这种特殊的生理表现，家长只要正确地学习这方面的小知识，都能照顾好宝宝，让他们健康快乐地成长。

41 早产宝宝足底血筛查没通过，怎么办

家长常说的足底血筛查，医学专业称之新生儿疾病筛查。

新生儿疾病筛查，主要筛查先天性甲状腺功能减退症（CH）、苯丙酮尿症（PKU）、遗传性葡萄糖-6-磷酸脱氢酶缺乏症（G6PD

缺乏症）、先天性肾上腺皮质增生症（CAH）、地中海贫血五种疾病。

那么，为什么需要给每个新生儿做疾病筛查呢？因为，少数看起来健康的新生儿也可能患有先天性、遗传性疾病。先天性和遗传性疾病主要影响小儿智力和生长发育。新生儿在出生后，很多疾病一般要到数月后才逐渐出现症状，若能在出生3个月内诊断疾病，就能在最佳的时间开始治疗，使得其中绝大多数新生儿的身心得到正常的发育，如果1岁以后才发现，宝宝的一系列损伤基本将无法恢复。疾病筛查可以发现某些危害严重的先天性和遗传性疾病，有利于宝宝进行早期诊断、早期治疗，避免宝宝遭遇智力、体格发育障碍甚至死亡。

筛查的灵敏度为95%左右，有些因素可能影响检验结果。第一次检测只是初筛，并非确诊。基于当前医学技术的水平限制、胎儿个体差异及部分未知因素，结果可能会出现假阳性、假阴性。所以，家长如果收到筛查中心的复检通知，请按要求进行复检，如果宝宝确实有某种先天性或遗传性疾病，也可以早治疗。如果未收到复检通知，则提示宝宝的筛查结果在正常范围，但仍需定期进行常规的健康监测，因为有些疾病的早期表现不明显。

（1）先天性甲状腺功能减退症。该病在新生儿期多数无症状，有症状的或有黄疸延迟、便秘、腹胀等，常因未引起家长甚至医生的注意而延误诊断和治疗，导致宝宝的脑发育异常。

（2）苯丙酮尿症。患儿刚出生时外表并无异常，出生3个月左右开始头发变黄，肤色变浅，小便有难闻臭味，以后会出现智力低下，甚至抽搐。

（3）遗传性葡萄糖-6-磷酸脱氢酶缺乏症。该病俗称蚕豆病，可引起新生儿黄疸、高胆红素血症，同时患儿在吃某些食品（蚕豆等）、药物或遭遇感染时会出现血尿、溶血性贫血。

（4）先天性肾上腺皮质增生症。表现为肾上腺皮质功能减退，雄激素增多，女性男性化，男性假性性早熟，严重者会合并电解质紊乱并可危及生命。

（5）地中海贫血。地中海贫血是我国南方地区最常见的遗传病之一，不同的分型表现不同，静止型、轻型基本无症状或仅有轻度贫血，中间型一般在宝宝3～6个月后会出现面色苍黄、贫血，可伴有肝脾肿大。

（6）遗传代谢性疾病。遗传代谢病病种繁多，常见的临床表现：喂养困难、食奶少、体重不增、少动、嗜睡、呕吐、黄疸延迟消退、脱水、皮肤大片状皮疹，肌无力或肌张力增高等。

如果宝宝有上面提到的症状，请及时与当地筛查中心联系或者尽早到医院就诊！

42 宝宝的指甲上有白点，是缺乏微量元素吗

人体必需的元素包括宏量元素和微量元素。宏量元素包括钙、磷、钾、钠、镁、氯等；微量元素又分为必需微量元素和有毒微量元素。我们比较熟悉的铁、锌、硒、铜、氟、碘等是人体必需的微量元素，是生命活动不可少的，又称生命元素。人体中还存在一些无任何生理作用的有毒重金属元素，如铅、汞、砷及镉，通常也属

于微量元素。这些必需元素对人体有极其重要的作用，是人体内各种代谢正常进行的基础，其中钙、铁、碘、锌与儿童生长发育和健康状况密切相关。

微量元素缺乏的临床表现很多，但目前尚没有科学研究证明指甲上有白点是缺乏微量元素的表现。那我们需要通过常规检测来知道孩子是否缺微量元素吗？其实只有真正存在吸收、利用障碍的宝宝，比如早产儿、某些先天性遗传病患儿，或者存在不明原因的慢性腹泻、反复呼吸道感染、发育迟缓、严重偏食、挑食等情况的孩子，经专业儿科医生评估后，才有可能需要进行微量元素检测。

而且，检测报告只是参考，儿科医生还需要结合临床情况综合评估后，才会给出治疗方案。微量元素摄入过量、不足、不平衡，都会不同程度地引起儿童生理功能改变或生病。各元素在被肠道吸收的过程中，存在竞争关系。比如钙、铁、锌、铜等，在胃肠内被吸收的途径相似。其中一种元素多了，就会抢占其他元素的"运力"。锌补多了，会影响铁的吸收；钙补得过多，锌、铁的吸收就会减少。

所以家长不要盲目地给孩子补充微量元素，以免破坏了孩子体内营养元素的平衡。世界卫生组织推荐的婴幼儿最佳喂养方式为从出生到 6 月龄进行纯母乳喂养，此后继续母乳喂养至 2 岁或 2 岁以上，同时自婴儿 6 月龄开始，及时、合理、适量且安全地添加辅食和进行辅食营养补充，以满足婴幼儿的营养需求。

43 2个月的宝宝总是举着双手看，正常吗

2个月的宝宝总是看自己的双手，会不会有什么问题呢？其实家长不用担心，这是2月龄宝宝视觉发育的重要表现形式。

1个月的宝宝可凝视光源，头部可以跟随水平方向移动的物体转动达90度；3～4个月的宝宝喜欢看自己的手，头眼协调较好，可随物体水平转动180度；宝宝6～7个月时目光可随上下移动的物体沿垂直方向转动90度，能看到下落的物体。而且宝宝可以正常追视追物时，会逐渐对外界一些动态的事物产生好奇。当宝宝发现自己有两只会动的小手之后，还会出现吃手的动作，这个时期的宝宝开始进入口欲期，经常通过吸吮的形式探索世界，这也是智力发育的重要表现。这个时候，家长们应该给宝宝勤洗手，保持宝宝的手部清洁，避免细菌的滋生，减少宝宝肠胃感染的发生。

如果家长发现宝宝追视追物不明显，可通过下面的方法给宝宝进行训练，以帮助宝宝的眼球和中枢神经系统发育。比如，注视双手训练：让宝宝仰卧位，家长握住宝宝的双手在其眼前摇动，让其看自己双手3～5秒钟。该训练可锻炼宝宝注视手、运动手和观察运动的能力。这是早期手一眼协调技能中的一种，是以后很多行为技能的基础。这有助于宝宝注意到自己的身体，认识自己的身体部位。保持眼睛持续地注视自己的双手是一种永远有用的技能，双手活动、玩玩具、抱奶瓶、抓捏物体、做手势游戏时，都需要宝宝注

视自己的手。当宝宝开始学习运动自己的双手，以及意识到他们正在控制手的运动时，就是相关技能发展的开始。

　　婴幼儿神经系统发育较早，脑部发育在生后 2 年发育较快。神经心理发育是宝宝健康成长的一个重要方面，与体格发育相互影响。因此，家长们一定要关注宝宝在不同年龄时的神经发育表现，同时给予宝宝进行感知觉、运动、语言、心理功能发育等方面的训练。具体的训练方法，家长可以在带宝宝做健康体检时，咨询专业儿保人员。

 宝宝的各种胎记怎么认知和处理

　　有的宝宝出生时，身体某个部位会带有一些不同颜色、不同形状的印记，也就是人们常说的"胎记"。当家长看到宝宝身上的印记时，不必太紧张，应该对"胎记"有一个科学的了解。

　　"胎记"包括两种主要类型。一种是色素型胎记，常见的有蒙古斑、咖啡斑、先天性色素痣、太田痣等。另一种是血管型胎记，包括血管瘤、鲜红斑痣等。胎记有的在宝宝出生时就能被发现，也有的在几个月后才逐渐表现出来；有些无痛无害，会随着宝宝的长大而逐渐消失，但有些胎记可能是疾病的信号，甚至有恶变可能，需要家长多多留心，早发现早诊治。下面我们来看看不同的胎记都长什么样。

　　（1）蒙古斑（见图 4-1）

　　蒙古斑在我国很常见，90% 以上的黄种人婴儿都会出现，好发于腰骶部和臀部，表现为蓝灰色斑片，表面光滑、平坦。这种胎记对孩子的健康没有任何影响，大部分在 5 岁前能自然消退，即使不消退，也因其生长的部位隐蔽，家长可不必介意。

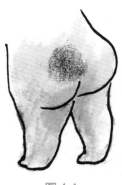

图 4-1

（2）咖啡斑（见图 4-2）

咖啡斑又称咖啡牛奶斑，呈淡褐色，有点儿像咖啡里加了牛奶后的颜色，出生即有。如果宝宝身上仅出现少数几个咖啡斑，无任何不良影响，但若出现 6 个以上大于 1.5 厘米直径的咖啡斑时，则要考虑将来宝宝有可能会出现神经纤维瘤。

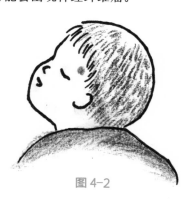

图 4-2

（3）先天性色素痣（见图 4-3）

先天性色素痣又称先天性痣细胞痣，宝宝出生时即有，多表现为深褐色的斑块，稍隆起，表面可有不规则的乳头状突起，常有黑色粗毛；也可表现为色素性斑片。

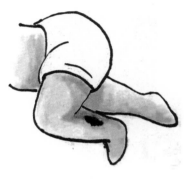

图 4-3

（4）太田痣（见图 4-4）

太田痣是一种色素增加性皮肤病，表现为眼部及同侧面部出现蓝灰色斑块。婴儿太田痣是在出生时就有的皮肤损害。

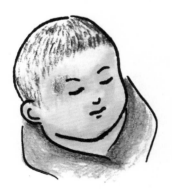

图 4-4

（5）鲜红斑痣（见图 4-5）

鲜红斑痣又名毛细血管扩张痣或葡萄酒样痣，头颈部多见，常在出生时出现，可随人体长大而增大，发生于枕部及额部或鼻梁部者可自行消退，较大或广泛的病损常终身持续存在。

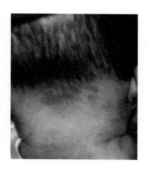

图 4-5

（6）血管瘤（见图 4-6 和图 4-7）

血管瘤是一类以血管内皮细胞增殖为特征的胚胎性良性肿瘤，常在新生儿期出现，2～3 个月后即进入增殖期，瘤体会迅速增大；宝宝 8 个月至 1 岁时，血管瘤会停止生长并逐渐退化。但具有危险性的婴儿血管瘤，如长在眼睛、咽喉、肢体末端的，则需特别留意。

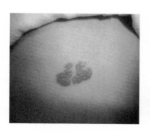
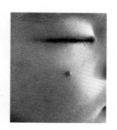

图 4-6　　　　　　　　图 4-7

45　6个月的宝宝大便困难，吃了各种益生菌都没用，怎么办

很多家长遇到宝宝排便困难时，不知道该如何解决，有经验的家长就会建议给宝宝吃点儿益生菌。益生菌就是对人体有益的活菌，包括乳杆菌属和双歧杆菌属两大家族，其中乳杆菌对婴儿的作用与成人基本相似，而双歧杆菌对婴幼儿有着重要的意义。益生菌可以抑制有害菌在肠内的繁殖，促进肠道蠕动，从而提高肠道机能，改善排便状况。常见的益生菌能够抵抗致病菌在宝宝肠道进行入侵和定植。当肠道中有足量的益生菌"入住"时，有害菌就无法"定居"了。益生菌产生的醋酸和乳酸增加了肠道的酸度，能进一步阻止不良菌的生长。其实益生菌还有很多作用，比如有助于氮素的保留，从而保证宝宝的体重正常。益生菌可以改善肠道菌群，增加肠的蠕动，有利于钙的吸收。益生菌还能分解乳糖和提高蛋白质的消化率。双歧杆菌也会产生 B 族维生素。很多益生菌可以加快某些疾病的恢复，甚至一些益生菌可以直接用于治疗如腹泻等疾病。宝宝逐渐断了母乳后，就失去了免疫抗体的天然来源，而其自身的免疫系统并不完善，就特别容易生病，比如出现便秘现象，所以此时可以适当地为宝宝补充一点儿益生菌。

可是有的家长给宝宝吃了一段时间益生菌，宝宝便秘的情况没有什么改善，是什么原因呢？

首先，家长应分析一下自家宝宝出现便秘的原因。第一，要考

虑天气的原因。碰上季节交替期，宝宝因体温调节中枢和血液循环系统发育尚不完善，不能及时调节体内和外界的急剧变化，所以排便状况会发生改变。第二，要看宝宝的饮食是否发生了改变。6个月的宝宝开始添加辅食后，食物摄入变多，宝宝肠道的稳定状态被打破，也容易出现肠胃问题，使排便状况发生改变。

其次，家长要检查一下给宝宝喂服益生菌的方法对不对。作为活菌，且又在人体内存活，益生菌的最佳生长温度和人类肠道的正常温度相近，大约是 37 摄氏度。所以，益生菌非常怕烫，冲调益生菌时水温不要超过 37 摄氏度，不然益生菌就被灭活了。另外，益生菌厌氧，粉末状的益生菌原本处于休眠状态，遇到水"活过来"后很容易被空气中的氧气"杀死"，所以在它们"死亡"前，要赶紧吃下去。有的时候宝宝还要吃一些其他的药，而有的药是不能和益生菌一起服用的。比如，抗生素是杀细菌的，而且是好细菌和坏细菌都杀，所以抗生素和益生菌同服，结果就是益生菌被抗生素杀死。

如果上面这些因素都不存在，但宝宝便秘长时间得不到改善，就一定要带宝宝到医院让医生帮助查找原因了！

46 孩子不应人，不看人，就是自闭症吗

儿童"自闭症"，也叫"孤独症"，是发生于儿童早期的一种涉及感知觉、情感、语言、思维、动作与行为等多方面的发育障碍。它不是由一般的单一原因造成的，而是多种因素造成的障碍。该病

症以男性多见，起于婴幼儿期。

　　自闭症儿童被称为"来自星星的孩子"。他们像星星一样纯净、漂亮，却也像星星一样冷漠，不可捉摸；他们不关注周围的世界，不愿和人对视，不愿讲话。

　　家长往往是第一个觉察到孩子有自闭症早期迹象的人。家长可能会觉察到孩子跟其他同龄孩子的成长发育不大一样。这些差异也许从孩子出生就存在，也许随着孩子的成长而逐渐变得明显。所以，家长应了解一些自闭症的知识，如果孩子真有自闭症，越早发现，越早开始介入治疗，对孩子未来的成长就越有意义。

　　婴幼儿自闭症通常在生后1年表现出来，不会晚于3岁发病。

　　（1）缺乏眼神交流。正常的婴儿很喜欢和每一个来到他们身边的人进行眼神交流，即使只有一两个月大，也喜欢盯着人的眼睛看，并且是主动的。如果宝宝不喜欢和人有眼神接触，即便是父母，也需要父母邀请后才会看一下，或者看东西的时候不看事物中心，而看边缘，那么就需要引起父母的关注。

　　（2）刻板重复动作。幼儿通常都喜欢做一些重复的动作，但如果对重复性动作过于坚持，抵抗改变，缺少变化和想象力，就需要引起注意了。例如不断地拍手、踮脚走路、反复给同一批玩具排队，或手上、脸上出现不寻常的怪异动作等。

　　（3）语言发展迟缓。语言发展障碍是自闭症最突出的表现之一。儿童患病后一般语言逐渐减少，严重时完全缺乏。患儿在婴儿时期已经发病的话，可表现为12个月还不会牙牙学语。如果1岁还不能"咿咿啊啊"地学说话，也不能通过面部表情、躯体动作、姿势及音调与人交流，家长就要重视起来。

（4）缺少与人的交往。自闭症的患儿不与人交流，无法建立情感联系，回避眼神交流。大一点儿的婴儿是对世界充满兴趣的，并且极其乐意把自己的发现分享给他的养育者。但是自闭症患儿即使对新事物感兴趣，也没有要分享的欲望。他们被亲人抱起时没有反应，对父母的离去、归来无动于衷，对陌生人缺少好奇心。

自闭症的症状各不相同，患儿可在不同程度上表现出社会交往、言语和非语言交流障碍以及重复行为等问题。本病诊断的途径也各不相同。当孩子被确诊的时候，很多家庭都会恐慌与焦虑，悲伤甚至绝望。要记住，被确诊后的孩子依然跟诊断之前时一样独特、可爱。让我们正视自闭症，收起异样的目光，不要歧视自闭症患儿。愿每一个"来自星星的孩子"都能被世界温柔相待！

47 6～18个月宝宝高烧不退不要慌，可能是幼儿急疹

幼儿急疹又称婴儿玫瑰疹，是婴幼儿常见的一种急性发热发疹性疾病，由人类疱疹病毒6型、7型感染引起，其特点是在发热3～5天后热度突然下降，皮肤出现玫瑰红色的斑丘疹，如无并发症可很快痊愈。这是一种婴幼儿才患的疾病，6～18个月龄的宝宝最常发生，可全年发病。我们经常说的"热退疹出"，就是针对幼儿急疹的。

宝宝高烧不退，家长该如何应对才能防止过度治疗呢？很多小宝宝因为发烧去医院的时候，都是第一次生病，而且一生病就是高

烧3～5天不退。有经验的医生会诊断孩子为"幼儿急疹",会教家长如何物理降温,如何应对宝宝反复发烧,然而在医院时家长是淡定的,但一回家,宝宝的发热一浪接一浪的,就又不淡定了,就又会一趟一趟地往医院跑。其实,家长应该相信医生的判断,在家给宝宝加强护理;学会和掌握喂退热药的原则和时机;有特殊情况或实在担心,随时到医院复诊,但是一定要听从医生的指导,不能自作主张要求医生听从自己;当皮疹出现后,是不是幼儿急疹,应由医生判断,家长不应该从网上搜索疾病,对号入座。

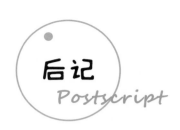

后记
Postscript

　　本书历经结构设计、资料收集、内容撰写与整理，终于呈现在读者面前。在此，我要衷心地感谢儿童生长发育健康促进专家委员会的精心组织与协调，还要感谢复旦大学附属儿科医院、华中科技大学同济医学院附属同济医院、山东省立医院、成都市妇女儿童中心医院、青海省妇女儿童医院、新疆医科大学第一附属医院、海南省妇幼保健院的专家们。他们在编写前进行了大量的调研工作，在编写时查阅了各种资料，在编写后进行了多次审校，最终使得内容既能满足读者的需求，又轻松易读。我们还邀请了一位婴儿的母亲进行阅读，根据其提出的意见进行了修改。

　　希望读者在阅读本书后，能够信任它、喜欢它、运用它、批评它，帮助我们不断前行。

周文浩

2023 年 1 月